アロマ空間デザイン検定

公式テキスト

日経BPコンサルティング

Prologue

　皆さんは、アロマ（天然のエッセンシャルオイルの香り）を日常生活にどのように取り入れていますか。

　質の高い眠りを求めてベッドサイドで、あるいはリラクゼーションのひとつとしてバスルームで……など、すでにアロマが日常生活に、なくてはならない存在になっているという方も多いことでしょう。

　「アロマセラピー」というヨーロッパ発祥の香り療法が日本に紹介されてから、およそ30年が経ちました。現在ではさらに進化・発展を遂げて、「アロマ空間デザイン」という概念が新たに生まれ、クリニックやホテル、ショールーム、空港や駅など公共のスペースや、個人の家でも当たり前のように香りが利用されるようになっています。

　アロマ空間デザインとは、「アロマセラピー」と「空間デザイン」の融合によって、心や体、環境への効果に配慮しながら、質の高い空間づくりをすることです。天然の植物の葉や木、花、果実などから抽出されたエッセンシャルオイルを生活の中で上手に取り入れることができれば、そこで暮らす人の気分が変わるだけでなく、人々の生活そのものも豊かに彩られるようになります。そして、人をもてなす優しさや思いやりをも表現することができるのです。

　本書は、アロマ空間デザインについて、初心者が基礎から学ぶことができる入門書です。生活空間の特性や目的に合わせて、ふさわしい香りを選択し、演出できるようになるのが狙いです。

　また、「アロマ空間デザイン検定」の公式テキストでもあり、受験対策に必要な知識や情報を網羅しています。

　まずLesson 1では、アロマ空間デザインの概要と、空間の構成要素として捉える、アロマ（香り）の機能と役割を解説します。

Lesson 2では、初心者でも扱いやすい基本のエッセンシャルオイル24種類の香りの特徴と、空間デザインにおける香りの指標を紹介します。

　Lesson 3からLesson 5では、玄関やリビング、寝室など生活空間の間取り別、季節、時間帯などのシーン別、クラシック、ポップ、ナチュラルなどのインテリアスタイル別に、その状況にふさわしいオイルの選定について解説します。

　また、本書の最終章となるLesson 6では、オイルブレンドの魅力や初心者向けのブレンド手法、シーンと目的に合わせたブレンドレシピについても紹介しています。

　巻末には、アロマ空間デザイン検定の試験問題の例題、解答と解説をまとめましたので、受験対策としてもお役立てください。

　アロマで空間をデザインすると、家にいながらにして身近に自然を感じられるようになります。アロマといえば、エッセンシャルオイルを想像する方も多いと思いますが、実は庭先に咲いた小さな花や、街路樹や公園に植えられた木々などの植物からはもちろん、旬のフルーツやハーブなど、普段目にしたり、口にしたりしているものからも、私たちは天然の香りを感じることができるのです。

　まずは、四季折々に変わる食卓の香りや、通勤、通学の途中で見つけた木や花など、香りのあるものに触れ、意識してみてください。日々の暮らしにあふれている香りに注目して敏感になることから、アロマ空間デザインは始まります。

　実際にさまざまな香りを嗅いで、触れ合いながら、ぜひ本書を使って香りで空間を演出する方法を楽しく学んでいただきたいと思います。

　それでは早速、レッスンを始めましょう！

Contents

Prologue —— 002

Lesson 1
アロマで空間をデザインする

空間デザインに香りの要素を取り入れる —— 012
嗅覚は人の感情への影響が大きい感覚 —— 012
アロマ空間デザインの魅力 —— 014
アロマ空間デザインが提供する空間の価値 —— 016
アロマで空間をデザインするには —— 018

天然香料と合成香料の違い —— 019
製造方法による分類：天然香料と合成香料 —— 019
用途による分類：フレーバーとフレグランス —— 020

香りが人に働きかける仕組みとルート —— 022
香りが嗅覚から心と体に働きかける仕組み —— 022
香りの成分が心身を巡るルート —— 024

アロマ空間デザインのトレンド —— 026
広がり続けるアロマグッズ市場 —— 026
アロマ空間デザインの市場も活況 —— 026
香り市場の展望「天然回帰」 —— 028
世界市場へと拡大 天然香料の生産事情が変化 —— 029

| Column 1 |
植物の香気成分に、女性ホルモンを
活性化するフェロモンと同等の物質を発見 —— 032
長崎大学大学院 医歯薬学総合研究科 教授　篠原 一之

Lesson 2
基本のエッセンシャルオイルを学ぶ

24種類のエッセンシャルオイルを学ぶ —— 034
香りのタイプを知る —— 034
香りの指標を知る —— 035

解説ページの見方 —— 036
エッセンシャルオイルを扱うときの注意点 —— 037

イランイラン —— 038
オレンジ・スイート —— 039
グレープフルーツ —— 040
サンダルウッド —— 041
ゼラニウム —— 042
ペパーミント —— 043
ベルガモット —— 044
ホーウッド —— 045
ホワイトサイプレス —— 046
ユーカリ・グロブルス —— 047
ラベンダー —— 048
ローズマリー —— 049
カモミール・ローマン／ジュニパーベリー —— 050
ティートリー／パイン —— 051
ヒノキ／プチグレン —— 052
フランキンセンス／マジョラム・スイート —— 053
ユーカリ・ラディアータ／レモン —— 054
レモングラス／ローズ・アブソリュート —— 055

| Column 2 |
基本の12種類のエッセンシャルオイルを使ったブレンドオイル —— 056

Lesson 3
生活空間にアロマを取り入れる

エッセンシャルオイルの特性を理解する ―― 058
エッセンシャルオイルがもつ「機能性」と「デザイン性」―― 058
エッセンシャルオイルの機能性 ―― 059
エッセンシャルオイル選択時の3つのポイント ―― 060

部屋の役割に適した香りを選ぶ ―― 064
家の中のパブリック空間 ―― 064
家の中のプライベート空間 ―― 067

ディフューザーのタイプと特徴 ―― 070
熱を使わないディフューザー ―― 070
熱を使うディフューザー ―― 075

| Column 3 |
香りで体内時計を整え 睡眠環境の改善をサポート ―― 078
快眠セラピスト、睡眠環境プランナー　三橋 美穂

Lesson 4
時の移り変わりをアロマで楽しむ

季節や時間帯に適した香りで演出する —— 080
季節感を香りで演出する —— 080
1日の時間の変化を香りで演出する —— 081

春　華やかで、フレッシュな香りを選ぶ —— 082
夏　クリーンで、清涼感のある香りを選ぶ —— 084
秋　穏やかで、上品な香りを選ぶ —— 086
冬　重厚で、温かい香りを選ぶ —— 088

朝　爽やかで、明るい香りを選ぶ —— 090
昼　明るく、アクティブな香りを選ぶ —— 092
夜　安らかに、癒やされる香りを選ぶ —— 094

| Column 4 |
香りとともに過ごす時間は　親しき友と過ごすように心地よい —— 096
彫刻家、アロマ空間デザイナー　モーリス・ヨーステン

Lesson 5
インテリア空間をアロマで演出する

カラーイメージから香りを考える ── 098
カラーがもつイメージキーワードと香り ── 098

インテリアのイメージキーワードから香りを導く ── 102
イメージキーワードの対立軸で香りの特徴を覚える ── 102

インテリアスタイルに合った香りを選ぶ ── 104
インテリアスタイルを分析する ── 104
インテリアスタイルの特徴と香り ── 104

BGMや素材感に合った香りを選ぶ ── 108
BGMから香りを導く ── 108
素材感から香りを導く ── 110

| Column 5 |
空間、時間で表情を変える奥深さがアロマの魅力 ── 112
アロマ空間デザイナー　深津 恵

Lesson 6
空間を演出するためのオイルブレンド

アロマ空間デザインにおけるオイルブレンド ―― 114
ブレンドが生み出す3つのメリット ―― 114

オイルをブレンドする6つのステップ ―― 116

基本のオイルを使ったオイルブレンド ―― 122
バースデーパーティーのコンセプトをまとめる ―― 122
オイルを選んでブレンドする ―― 122
香りを確認してブレンドオイルを完成させる ―― 124

シーン×目的別 ブレンドオイルレシピ ―― 125
特別な日を引き立てる香り ―― 125
日常生活を彩る香り ―― 126

| Column 6 |
パーソナル空間とパブリック空間の違い
誰からも愛される香りで 空間の特性を生かした演出を ―― 128

巻末付録
アロマ空間デザイン検定について

アロマ空間デザイン検定試験の例題 ─── 130

解答と解説 ─── 133

アロマ空間デザイン検定 ── 134

アロマ空間デザインに関する資格 ── 135

アロマ空間デザインスクール ── 136

お問い合わせ／協力店リスト ── 138

本書について

・本書は、アットアロマ株式会社が実施する「アロマ空間デザイン検定」に対応して編集された公式テキストです。「アロマ空間デザイン検定」の試験問題は、Lesson 1〜6（124ページまで）から出題されます。
※以下のページは、検定試験の出題対象にはなりません。
・Lesson 1〜6までの各コラム
・Lesson 6の「シーン×目的別 ブレンドオイルレシピ」125〜127ページ
・本書にある「ユーカリ」の表記は、「ユーカリ・グロブルス」「ユーカリ・ラディアータ」の両方をさしています。
・本書にある「オイル」の表記は、「エッセンシャルオイル」と同義です。

Lesson 1

アロマで空間をデザインする

空間デザインに香りの要素を取り入れる

この本を手に取られた皆さんは、アロマセラピーのことはよく知っていても、「アロマ空間デザイン」という言葉は聞いたことがない、という方が多いのではないでしょうか。

私たちが提唱するアロマ空間デザインの定義は、「さまざまなニーズや目的に合わせ、天然の植物から抽出されたエッセンシャルオイルの機能性を最大限に引き出し、心や体、環境への効果に配慮しながら、イメージやスタイルに合わせた質の高い香り空間をデザインすること」です（図1-1）。

これまで、空間デザインといえば、インテリアやカラー、ライティング（照明）、BGMなどによるコーディネートや演出が一般的でした。しかし今日、そこに香りの演出を加えることで、よりいっそう洗練された質の高い空間づくりをしようという動きが増えています。

嗅覚は人の感情への影響が大きい感覚

このような背景には科学的な裏付けに基づく理由があります。近年の研究で、嗅覚は感覚の中でも人の記憶や感情に働きかける影響度が視覚に次いで2番目に大きい、重要な感覚であることが明らかになってきました（図1-2）。

すなわち、空間に漂う香りは、そこに滞在する人の感覚に対して、多大な影響を及ぼしうる存在であるということ。そのように考えれば、昨今、多くの商業施設などで香りの空間演出が行われるようになっているという現状も、納得できるのではないでしょうか。

これらのことから、私たちは香りを、空間をデザインする際の非常に重要な構

図1-1 | アロマ空間デザインとは？

アロマセラピー	×	空間要素	=	アロマ空間デザイン 心・体・環境へのアプローチ
・リラックス ・リフレッシュ ・集中力UP ・抗菌		・インテリア ・カラー ・ライティング ・BGM		・機能をもった空間の創造 ・五感に対しての働きかけ

成要素の1つとして捉えています。

さて、香りといっても千差万別ですが、植物に含まれる天然の豊かな機能を享受できるのは、エッセンシャルオイルならではです。

では、アロマ空間デザインでどのようなことが可能になるのか、具体的なシーンを挙げて、考えてみましょう。

例えば、仕事から帰宅したオフの時間に、心身をリラックスさせたいと思っているとき。そんなときは、鎮静や抗ストレス作用のあるエッセンシャルオイルを使えば、心身を癒やしながら穏やかに過ごすことができます。

また、集中力が続かない、物忘れがひどくなったというような悩みを抱えているとしましょう。そのような状態のときは、脳を活性化する機能があるエッセンシャルオイルを使うと、すっきりとした感覚で物事に取り組めます。

あるいは、空気がこもりがちなトイレやバスルームの消臭や除菌をしたいという場合。そんなときは消臭や空気清浄作用のあるエッセンシャルオイルを使って、爽やかな香りで空間を清潔に整えることも可能です。

このように、アロマ空間デザインは、心や体に訴えかけるだけでなく、人が心地よく感じられる環境へと導いてくれる香りの機能を、最大限に生かすことができます。

そして、心地よく快適な香り空間で過ごす時間は、クオリティ・オブ・ライフ（Quality of Life：生活の質）の向上にも寄与します。使う人の目的やニーズに合わせた香りの選び方を学ぶ前に、本章ではまず、香りで空間をデザインすることのメリットやその魅力、さらに現在のアロマ空間デザインのトレンドについて学んでいくことにしましょう。

図1-2 ｜ 嗅覚の影響度

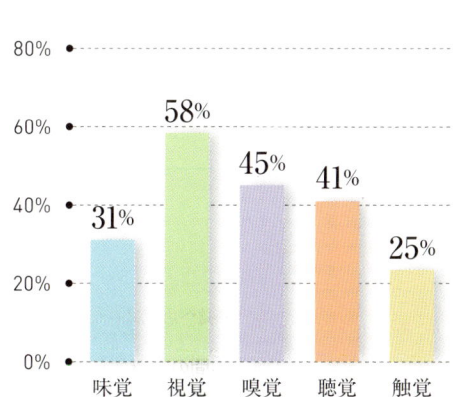

出所：『五感刺激のブランド戦略』（マーチン・リンストローム著）を元にアットアロマが作成

空間デザインに香りの要素を取り入れる

アロマ空間デザインの魅力

　アロマ空間デザインの魅力は、香りのもつさまざまな機能が、心や体、環境に働きかけたり、空間のイメージやスタイルに合わせて感性に響くような香りを選ぶことで、上質な空間を創造できることです。

　空間全体に広がった天然の植物の香りによって、時に森の清々しい空気の中で過ごしているような、あるいは夏のビーチを開放的な気分で歩いているかのような、また時には花畑で花々に囲まれているかのような気分を味わう……。室内にいながらにして、このような自然に包まれる心地よさや爽快感、開放感などを感じられる空間づくりができるのです。

　アロマ空間デザインによって、なぜこのような空間が得られるのでしょうか。その理由を具体的に見ていきましょう（図1-3）。

　1つ目は、香りには機能性やデザイン性があり、空間に無限のバリエーションをもたらすことができる点です。

　機能性の観点から見てみると、例えば、蒸し暑い季節には部屋に入ったとたんに清涼感を与えてくれる爽やかな香りを、また普段忙しく働いている人がくつろぎたいときには、心を落ち着かせるようなリラックスできる香りを……というように、香りがもつさまざまな機能を生かすことができます。

　また、デザイン性の観点から見ると、春夏秋冬に合わせて香りを選んで空間に季節感を表現したり、インテリアやカラーから空間のイメージやスタイルに合わせた香りを選ぶことで、空間を思い通りに演出することができます。

図1-3　アロマ空間デザインの魅力

1　機能性やデザイン性のバリエーションの無限の可能性

2　絵画や音楽などの芸術と同じように感性を豊かにする

3　香りのコンテンツを変えることができる

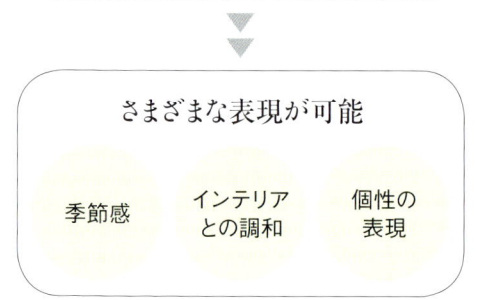

▼

さまざまな表現が可能

季節感　インテリアとの調和　個性の表現

このように香りのさまざまな機能性やデザイン性を生かすことによって、空間演出の可能性は無限に広がります。

　2つ目は、絵画や音楽といった芸術と同じように、香りで人の感性を豊かにすることができる点が挙げられます。この節のはじめに、嗅覚は五感の中でも人の記憶や感情に働きかける影響度が、比較的大きいことを学びました。

　上質な香りに包まれながら日々の生活を送れたら、また、クリスマスなどの特別なイベントのシーンを彩りのある香り空間で過ごせたら……。視覚に働きかける絵画や、聴覚に働きかける音楽といった芸術作品に触れたときと同じように、嗅覚から感性を豊かにすることにもつながるのです。

　3つ目は、香りコンテンツを空間の用途、目的に合ったふさわしいものに、その都度変えられる点です。インテリアの模様替えをするように、香りによって空間の印象を大きく変えることができるのです。

　例えば、大切なお客さまや友人を自宅にお招きするときには、日常の生活臭を感じさせないのは最低限のマナーです。その上で、ゲストの顔を思い浮かべながら季節の花を選んで部屋に飾るように、香りで空間をコーディネートしてお迎えできたら素敵だと思いませんか。

　お客さまが深呼吸したくなるような素敵な香りで満たして、日常の空間を非日常の空間へと変えてお迎えできたら、きっと皆さんのおもてなしや心遣いが相手に伝わることでしょう。

　さらに、香りで演出された心地よい空間を、利用するすべての人と共有できるのもアロマ空間デザインの魅力です。お客さまや友人、家族や恋人など、ともに同じ空間で過ごす人々が、同じ香りを嗅ぐことで一体感を味わえるのは、アロマ空間デザインの醍醐味といえるでしょう。

　このように、アロマ空間デザインができるようになると、空間に香りで季節感を出したり、インテリアと香りが調和した空間をつくりあげたりと、さまざまな表現が可能になるのです。

　また、香りの演出は自分らしさや個性を表現することでもあります。香りで空間をデザインすることは、人とは異なる自分のセンスを磨き、表現することでもあるからです。香りで理想の空間をデザインして、上質で洗練されたライフスタイルを手に入れられるのが、アロマ空間デザインの大きな魅力といえるでしょう。

空間デザインに香りの要素を取り入れる

アロマ空間デザインが提供する空間の価値

　香りによる空間デザインの魅力は徐々に認知されつつあり、すでに商業施設や公共機関などで採用されるケースが増えてきました。それらのケースを、機能性とデザイン性で整理したものが次ページの図1-4です。これを見ると、ホテルやショールーム、フィットネスクラブやアパレルショップなど、滞在型の空間でアロマ空間デザインが実用化されているケースが増えていることがわかります。

　チャートの横軸は、香りによる空間デザインの演出程度（デザイン性）のレベル感を表しています。このベクトルが大きくなると、単なる香り演出を超えて、空間にブランド価値をもたせることが可能になっています。

　例えば、商業スペースのパウダールームは、よい香りを広げて、消臭などの環境改善を図ることを狙いとしています。一方、同じ商業施設でも、エントランスなどのパブリック性の高いスペースや、テナントとして入るアパレルショップでは、空間コンセプトに合致したオリジナリティーのある香りでデザイン性の高い空間演出がされ、ブランドイメージの向上、集客力アップにつながっています。

　最もデザイン性を高めたケースとしては、高級ブランドのショールームやホテルのロビーなどが挙げられます。ここでは空間全体が高いブランド価値をもち、上質な印象をもたらしているのです。

　チャートの縦軸は、香りの機能の活用程度（機能性）のレベル感を表しています。このベクトルが大きくなると、快適性を高めるだけでなく、その空間が抱える課題を香りで解決（環境改善）することが可能になります。

　例えば、フィットネスクラブでは、空気がこもり、汗のにおいなどが気になるロッカールームを、抗菌・抗ウイルス作用の高い香りで空気環境を整え、消臭するだけでなく、もう少し踏み込んだ香りの活用もできます。

　ヨガやエアロビクスなどのプログラムに合わせた香りでスタジオを演出すれば、体や脳の働きを活性化させたり、集中力を高めたりと運動効果も向上して、プログラムの効果は増すはずです。

　このように、香りで空間デザインをする場合は、その空間の特性や目的に応じて、エッセンシャルオイルのもつ機能性やデザイン性を考慮しながら空間演出をします。デザイン性と機能性は相反することはないので、両方を兼ね備えた空間をつくりあげることもできます。そのた

図1-4 | パブリック空間におけるアロマ空間デザインの提供価値

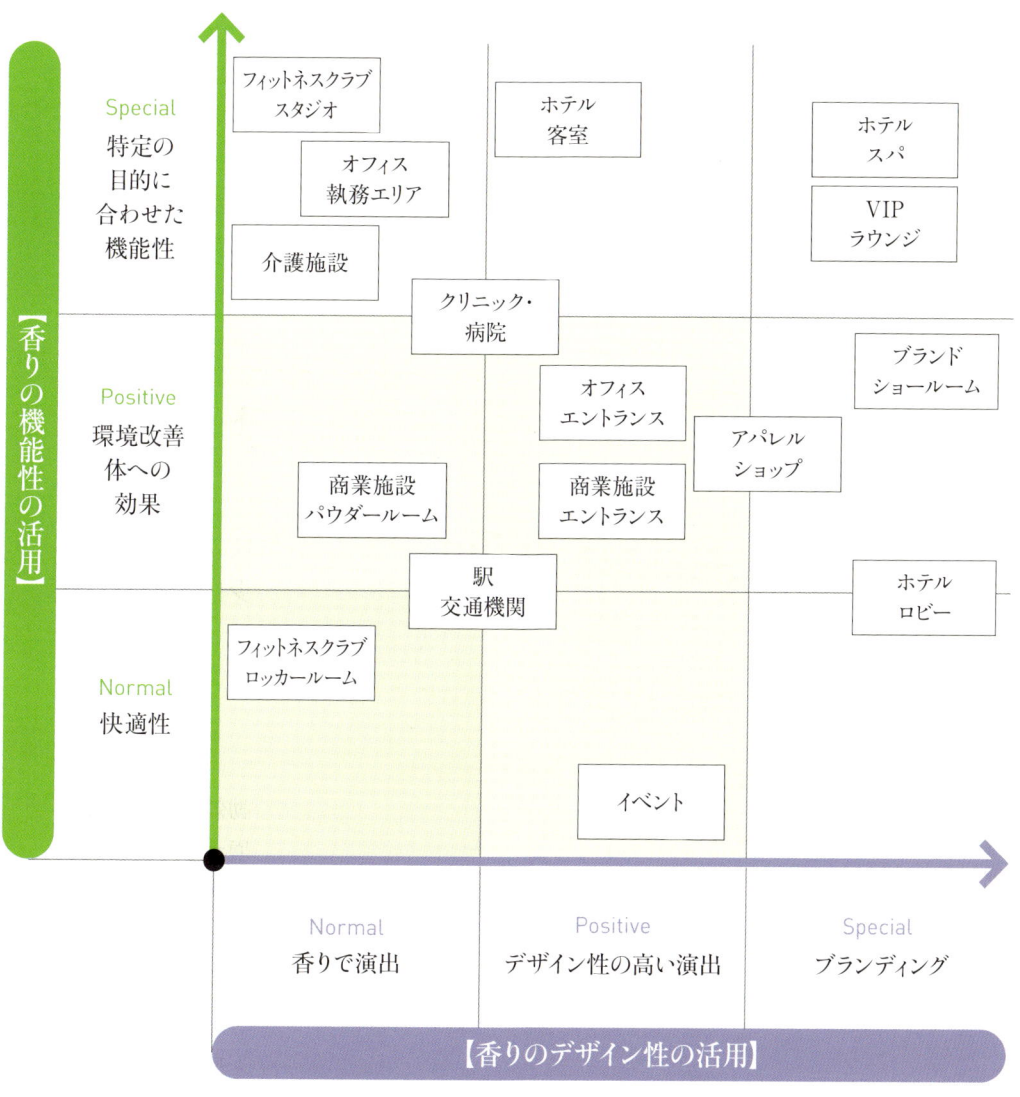

めには、その空間が香りで表現したいことをしっかりと見極めることが重要となります。

ここに挙げたケース以外にも、香りによる空間デザインを採用する施設や企業は増えており、世の中で、アロマ空間デザインが確実に認知度を高め、浸透してきていることがうかがえます。

アロマで空間をデザインするには

アロマで空間をデザインする際、まず必要になるのは、空間が求める目的やニーズに合わせた天然のエッセンシャルオイル、つまり香りです。ただし、オイルが手元にあるだけでは空間を香りで満たすことはできません。空間に香りが均一に拡散するためには、ディフューザー（芳香器）という専用の機器が必要です（図1-5）。

そしてもうひとつ、忘れてはならないのが、数あるオイルの中から空間に応じて香りを選び、それらの香りの特徴を捉えながら、どのディフューザーを使って、効果的に香りを広げるかを考える「人」の存在です。

総合的に香りをコーディネートしながら、洗練された質の高い香り空間をデザインするのは、最終的に人にしかできません。まずは私たちが生活するパーソナルな空間やシーンにおいて、その初歩的な知識を学び、力を養うのが、このアロマ空間デザイン検定です。

本書では、このあとに続く章で、空間デザインに適した24種類の基本となるエッセンシャルオイルの特徴や、香りを広げるディフューザーの特徴とその選び方を解説しています。少しずつ知識を広げながら、アロマ空間デザインの力を身につけていきましょう。

図1-5　アロマで空間をデザインするとは？

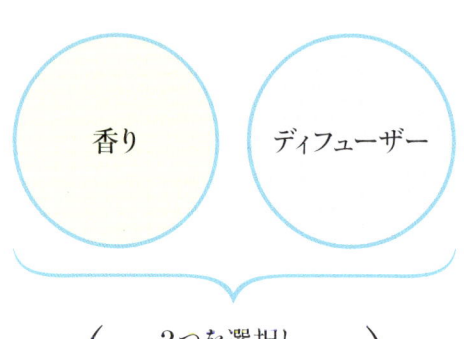

天然香料と合成香料の違い

　普段意識していない人が多いかもしれませんが、私たちの身の回りにある食料品や化粧品、シャンプーや洗剤、柔軟剤といった生活用品には、当たり前のように香りが使われています。

　これらの商品に香りをつけている香料は、2つの方法で分類することができます。1つは、香料の原料は何か、その原料からどのように香料をつくるのかという「製造方法」による分類。もうひとつは、香料を使った最終商品が何になるのかという、香りの「用途」による分類です。

製造方法による分類：天然香料と合成香料

　まずは、製造方法による分類を見ていきましょう。

　香料は、製造方法の違いで分類すると「天然香料」と「合成香料」の2つに分けられます（図1-6）。

　天然香料とは文字通り、天然の素材から香り成分を抽出した香料のこと。そのうち、植物の葉や木、果実、花、樹脂などから得られるものを植物性香料といいます。

図1-6 ｜ 製造方法による香料の分類

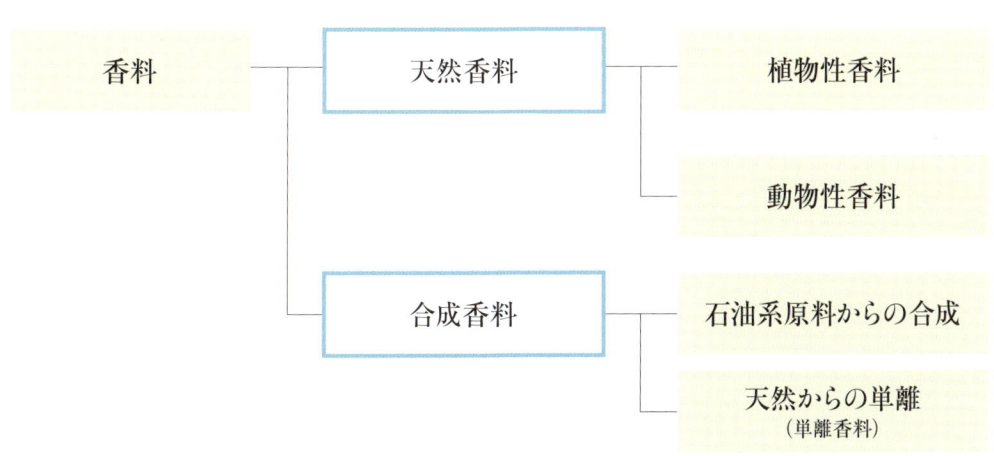

また、動物の分泌物などから得られるものを動物性香料といいますが、麝香鹿の雄の分泌物であるムスクや、麝香猫の分泌部であるシベットなど数種類しか存在していません。そのため、今日では商用的に利用されることはほとんどありません。

一方、合成香料とは、石油系の原料から化学的に合成した香料と、それらを調合してつくられた香料のことです。また、天然の香料から単一成分を取り出した単離香料も含まれます。

天然香料と合成香料では、香りの感じ方が大きく異なります。天然香料は数百種類以上の芳香成分で構成され、かつ、1つひとつの成分量が少ないため、複雑で奥行きのある香りです。

対して、合成香料は特徴的な芳香成分だけをピックアップして人工的に再現するため、どうしても構成する成分数が少なくなり、1つ当たりの成分量が多くなります。そのため香りを強く感じ、結果として残香性が高くなる特徴があります（図1-7）。

香料には、天然香料と合成香料の分類があることを理解した上で、アロマ空間デザインを行う際には、天然香料の植物性香料を用いるということを覚えておきましょう。

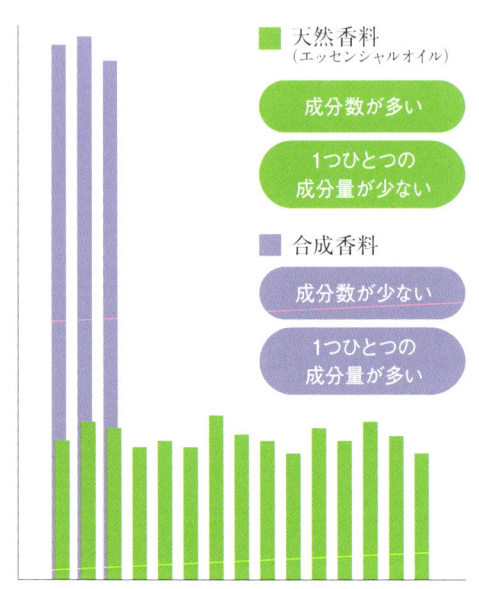

図1-7　天然香料と合成香料の違いのイメージ

用途による分類：フレーバーとフレグランス

次に、香料の用途による分類を見ていきましょう。

香料の用途で分類すると、その香料が用いられる最終商品の違いで、「フレーバー」と「フレグランス」の2つに分けられます（図1-8）。

主に飲料や菓子類、調味料、加工食品といった食品に、味覚の一部として香り

図1-8 用途による香料の分類

フレーバーを用いる商品例	フレグランスを用いる商品例
［飲　料］コーヒー、ジュース ［菓子類］キャンディー、ガム ［調味料］ソース、カレー	［化粧品］香水、シャンプー、 　　　　　ボディークリーム ［生活用品］洗剤、柔軟剤、芳香剤

づけするのがフレーバー（食品添加物）で、化粧品や洗剤、生活用品など、食品以外のものに香りをつけるのがフレグランスです。

アロマ空間デザインで使用する天然のエッセンシャルオイルは、この分類に当てはめると、香水などと同じくフレグランスに属することになります。

香りが人に働きかける仕組みとルート

　エッセンシャルオイルは、原料となる植物に含まれる香り成分に応じて、さまざまな機能をもっています。私たちは、その香りを嗅ぐことによって、瞬時にリラックスしたり、気分を切り替えたりと心身を整えることができるのです。香りの成分は、どのようにして私たちに働きかけているのでしょうか。

香りが嗅覚から心と体に働きかける仕組み

　エッセンシャルオイルの香り成分が心身を巡るには、いくつかのルートがあります。そのなかでも、香り成分を空気中に広げる芳香浴やアロマ空間デザインにおいて最も重要となるのは、嗅覚器から脳へと伝わるルートです。

　鼻から入った香り成分は、電気信号（インパルス）になってダイレクトに脳へと働きかけ、全身に影響を与えます。

　それでは、嗅覚器から脳へと伝わるルートについて、その仕組みを詳しく説明していきましょう（図1-9）。

　鼻から入った香り成分は、鼻孔から鼻腔に入ると、鼻の奥にある嗅上皮という粘膜に溶け込み、嗅細胞から出ている嗅毛から取り込まれます。そこで電気信号に変換された後、嗅神経から嗅球を通って大脳辺縁系に直接伝達されます。

　脳の中で、大脳新皮質が思考や言語などの知的活動を支配する「考える脳」といわれるのに対して、大脳辺縁系は記憶や喜怒哀楽といった感情に関わり、食欲や性欲など本能に基づく行動を支配するため「感じる脳」といわれています。

　人間のもつ五感のうち、嗅覚だけがこの大脳辺縁系にダイレクトに伝わるため、人間の感情に働きかける力が五感の中でも非常に強いのです。

　一説では、私たちが日々感じるすべての感情の70％以上は、匂いによってもたらされているともいわれています。いい香りや自分が好きだと感じる香りを嗅ぐと、思考よりも先に気分がよくなったり、元気が出たり、あるいはリラックスした気分になれたりするのは、香りが大脳辺縁系に直接伝わるからだということです。

　脳に入った香りの情報は、大脳辺縁系に到達したあと、免疫・内分泌調節を司る視床下部や下垂体に達します。いい香りを嗅ぐことで、交感神経が副交感神経に切り替わってリラックスできたり、女性ホルモンなどのホルモン分泌を調整できたりといった体への働きがあるのはこのためです。そして、大脳新皮質の嗅覚野にも届き、香りとして認識されます。

図1-9 香りが脳に届く仕組み

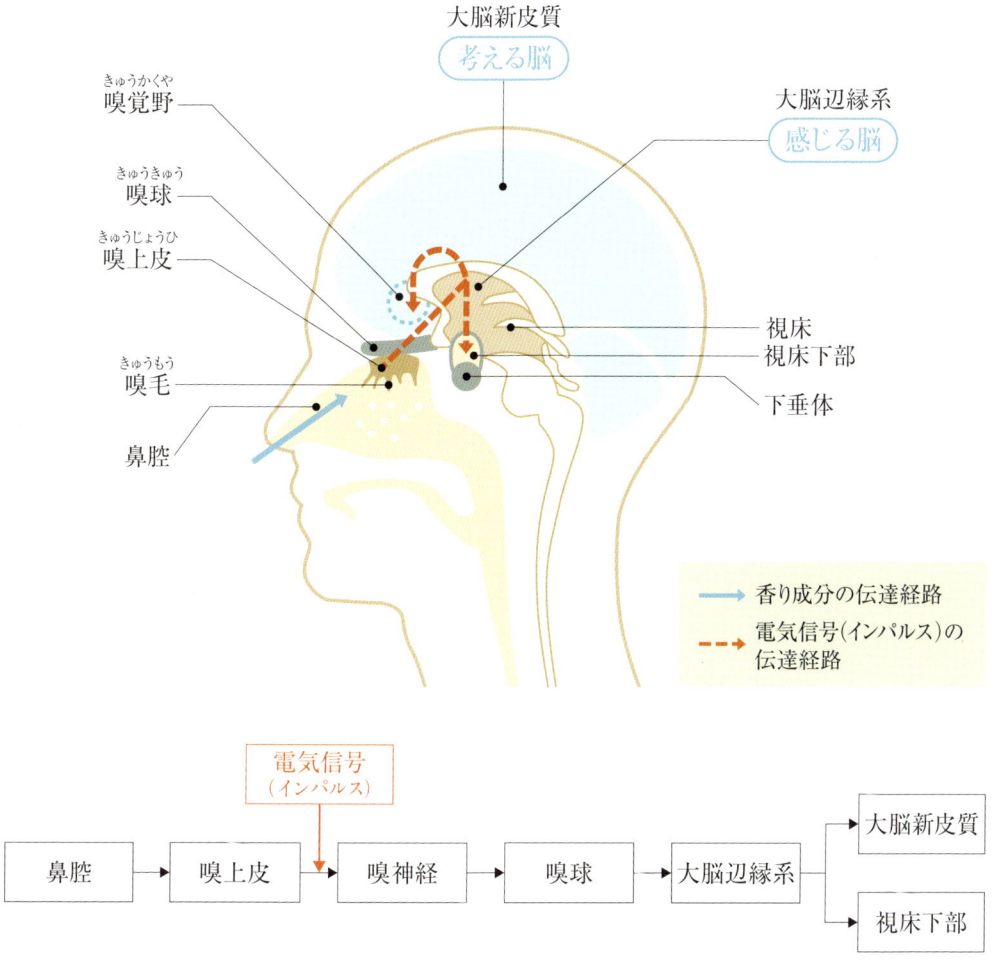

鼻腔 → 嗅上皮 →（電気信号（インパルス））→ 嗅神経 → 嗅球 → 大脳辺縁系 → 大脳新皮質／視床下部

香りの成分が心身を巡るルート

香り成分が嗅覚器から脳に伝わるルート以外に、どのような心身を巡るルートがあるか見ていきましょう（図1-10）。

1つ目は、肺や呼吸器から全身を巡るルートです（❷）。空気中に漂う香りの成分は、鼻や呼吸器の粘膜から吸収されるとともに、肺胞から毛細血管に吸収されて、血液循環によって全身の臓器へと運ばれます。

次に、皮膚から伝わるルートです（❸）。香り成分が皮膚の表皮に浸透し、真皮層に届いて吸収され、毛細血管やリンパ管から血液循環によって、全身へと運ばれます。アロマトリートメントやスキンケアなど、直接肌にアプローチするアロマセラピーの手法ではこの効果が期待されます。

最後に、消化器から伝わるルートです（❹）。口から入った香りの成分は、消化器の粘膜から血液循環によって全身へ伝わります。日本では行われていませんが、メディカル・アロマセラピーやフィトセラピー（植物療法）が盛んなフランスやドイツでは、医師の処方のもと、内服による薬理作用を得る手法が医療行為として行われることがあります。

このように、香りはいくつかのルートをたどって、私たちの心身に働きかけています。なかでも、嗅覚から伝わるルートが、人への影響も大きいことがわかります。

図1-10 | 香り成分が心身へ作用するルート

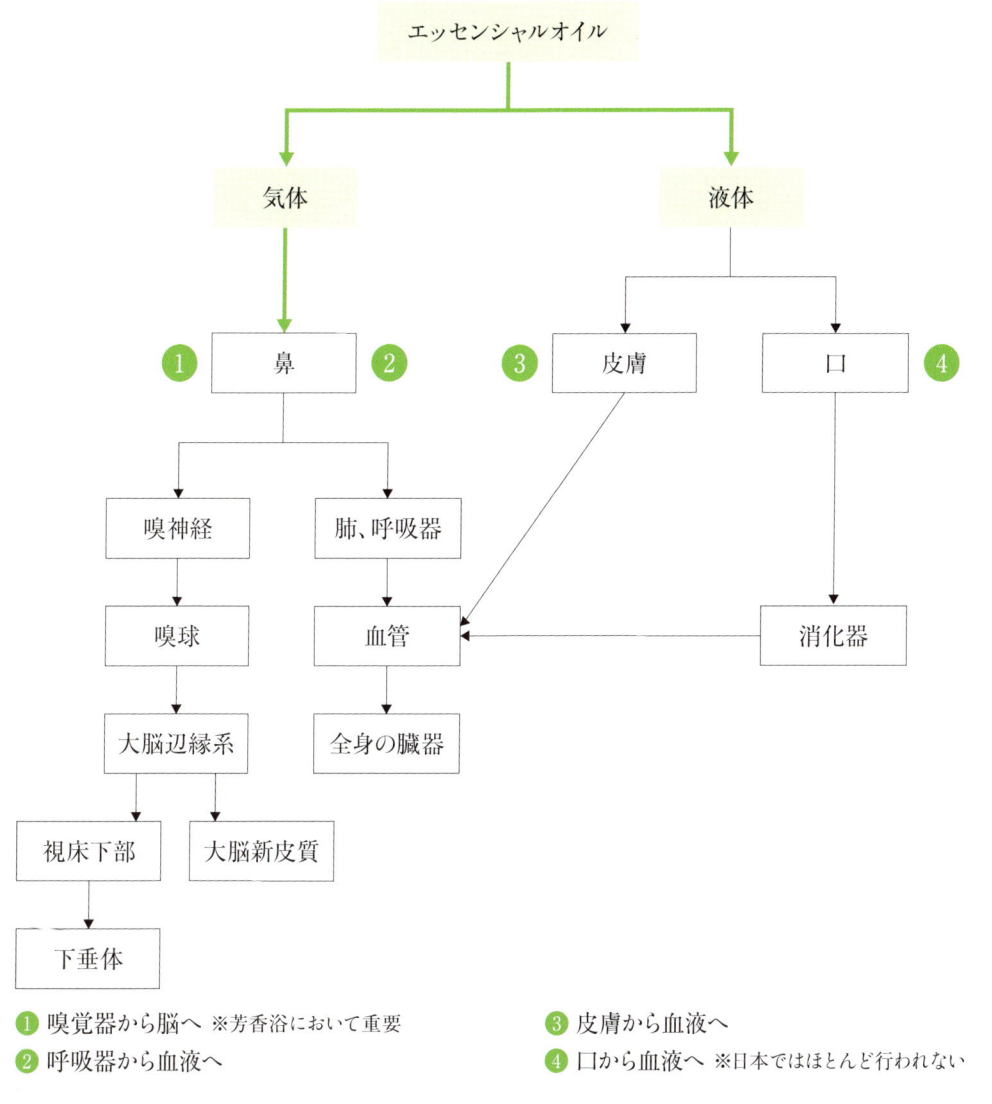

❶ 嗅覚器から脳へ ※芳香浴において重要
❷ 呼吸器から血液へ
❸ 皮膚から血液へ
❹ 口から血液へ ※日本ではほとんど行われない

アロマ空間デザインのトレンド

　ここ15年ほどで、アロマグッズや香り関連商品を取り巻く環境が大きく変化しています（図1-11）。

　ショッピングに出かけた商業施設で、エッセンシャルオイルはもちろん、アロマポットやスティックディフューザーなど、香りに関連する商品が多く店頭に並ぶのを目にする機会が増えたという人も多いのではないでしょうか。

　これまで家の中での香りの利用というと、玄関やトイレなどの消臭を目的として使用する人が大半でした。しかし近年、アロマグッズを扱う店が増えたことで、これまで以上に、香りを扱った商品が普及し始めているようです。

広がり続ける
アロマグッズ市場

　香りの利用者が増えると、リビングや寝室でリラックスするために、また書斎で作業をするときに頭をすっきりさせて効率を上げるためにというように、使い方を工夫しながら空間の用途や目的に応じた香りを楽しむような動きも増えてきました。

　それは例えば、不快なにおいを消臭するために香りを用いるというような、マイナス要因を排除するための使い方だけではなく、香りを使ってより快適な空間をつくるといった、プラス志向への変化が起きているのです。このように、さまざまなシーンに合わせて好きな香りを選んだり、目的や用途に合わせて適切な香りを楽しむといったことが、今後、ますます加速していくのではないかと期待されています。

アロマ空間デザインの
市場も活況

　商業施設をはじめ、クリニック、駅、銀行、役所など、アロマ空間デザインを取り入れる公共のスペースが広がっていますが、近年は、家庭で香りを楽しむというアロマ空間デザインの新たなトレンドも見られるようになりました。

　その一例が、住宅メーカーのショールームでの香りの演出です。住宅のショールームでは、元来、ライフスタイルをイメージできるような電化製品や家具、照明などが備えられていました。さらに、香りの演出を加えることで、より質の高い暮らしをイメージしてもらおうという狙いがあるようです。香りが住環境の重要な要素の1つとして捉えられている好例といえるでしょう。

　また、家電メーカーでは、香りを空間に広げるディフューザー機能がついた加湿器や扇風機などを開発して、香りに

図1-11 　香り関連商品の変遷

1990年	**ストレス社会の到来** 「香り」がブームに 現代人のストレスが話題になり、「香り」がほっとしたひとときを生み出してくれると、香りにまつわる専門学校、香り商品が次々と登場
1992年	**バブル経済が崩壊**
1993年	においに対する苦情が増加 室内用の脱臭スプレーや無臭をうたった商品が激増。 それにつれて、逆ににおいを暮らしに活用しようという意識が芽生えてくる
1994年	家庭用芳香剤が流行
1995年	ck oneの大ヒット 香水を愛用する男性が急増。 ▶ 1月 阪神・淡路大震災が発生　→人々に「癒やし」を求める機運が高まる ▶ 3月 地下鉄サリン事件が発生
1990年代後半	**「癒やし」ブーム** 経済や将来の不安から「癒やし」がトレンドに 「癒やし系」などという言葉が頻繁に使われるようになる
1999年	中高年特有の体臭として「加齢臭」が話題 においに関心をもたなかった中高年男性に解消グッズを中心に大ヒット。 消臭石鹸、下着、アロマを利用した飲む香水や石鹸が流行
2000年代	高級ホテルのスパブームが日本にも飛び火 リラクゼーション系のアロマが必須アイテムに
2006年	男性向けフレグランスガム「オトコ、香る。」が発売に 加齢臭対策などのコンセプトで予想を上回るヒットに
2007年	ソニー・エリクソンから、NTTドコモ向け機種として、業界初の香り付属「アロマ携帯」(SO703i) 発売
2008年	**香り利用の多様化** 柔軟剤、洗剤など、香り付き商品ブーム 柔軟剤「ダウニー」が、日経流通新聞のヒット番付にもランキングされる。 この流れから香りが継続する「ハミング」なども販売
2012年	香り付き商品 再ブーム 柔軟剤など、香りを前面にだした商品や、アロマ文房具など、香り関連の売れ行きが好調。 生活の中で香りを積極的に楽しむ人が増加
2015年	天然アロマ、オーガニック商品へのこだわり 天然回帰、より良いもの、ナチュラル・天然志向の人が増加

(アットアロマ調べ)

アロマ空間デザインのトレンド

よって商品に付加価値をつけようとする企業も出てきました。

このように、香りと空間に関する市場は、現在さまざまな分野で広がっています。住宅メーカーや家電メーカーなど、香り市場に参入する企業が増えてきている現状を考えれば、芳香システムが標準搭載された住宅が、一般的になる時代もそう遠くはないかもしれません。

香り市場の展望「天然回帰」

近年、フードやドリンクといった食品業界では、「天然回帰」が世界的なキーワードとなっています。

例えば、これまで広く使われてきたカロリーオフの合成甘味料。ダイエットの観点から選択する人が多かったようですが、この流れも変わりつつあります。天然のほうが健康的という風潮が広がって、消費者が天然の甘味料を好む傾向が高まっているのです。

こうした天然回帰の傾向は、香りの世界でも見られます。一例を挙げてみましょう。

ドイツの航空会社であるルフトハンザでは、ドイツの空港ラウンジに香りの演出を導入することを決めましたが、同社では当初から100％天然のエッセンシャルオイルで演出することを方針として掲げました。ヨーロッパ最大の航空会社であるというプライドが、消費者の期待に応え、本当に心地よいものを提供したいという意志となり、100％天然のエッセンシャルオイルを使用するという決定に至ったのではないでしょうか。この例もやはり、天然回帰への象徴的な出来事の1つといえそうです。

これまで化粧品やヘアケア用品、食料品業界などでは、自然派、天然由来といったさまざまな文言でナチュラル志向を押し出す商品が数多くありました。ところが、その多くが天然の成分や自然由来の成分を一部配合した、いわば"フェイクナチュラル"でした。コンマ数パーセントであっても、天然成分を混ぜてさえいれば、「天然成分配合」とうたうことが許されたためです。

しかし、インターネットを通じて情報が幅広く瞬時に消費者に届く現代では、消費者の情報リテラシーも高くなり、商品を提供する側も100％天然成分である"リアルナチュラル"へと舵を切らざるをえなくなってきている現実があります。

香りの分野だけを見れば、現在はまだ、100％天然の香料を用いた商品を扱う企業は、世界的に見ても数えるほどしかありません。しかし、近年の傾向であ

る天然回帰の流れがさらに加速すれば、今後はさらに増えていくことが予想されます。

世界市場へと拡大
天然香料の生産事情が変化

天然香料を使った商品の需要が増えれば、原料の需要も高まります。実際、天然香料の原料となる植物を生産する農業の事情にも変化が見られます。

10年ほど前から、インドでは、スパイス農家が、香料の原料となる植物の栽培へとシフトするケースが増えており、国を挙げて本格的にエッセンシャルオイルの生産に力を入れつつあります。

そのほか、世界の天然香料の原料事情がどのようになっているか、原料となる植物を例に挙げながら見ていきましょう。

まず、エッセンシャルオイルの中でも、ポピュラーなラベンダー。

天然香料の需要が高まることで、ブルガリアやフランスといった主産地に加えて、クロアチアをはじめとする東欧の国々でも生産が始まっています。さらには、中国でも生産量が年々増え、今ではフランスをしのぐほどです。

日本では、北海道でラベンダーが栽培されているのはよく知られていますが、世界的な需要を充たすほどの大規模な生産になると海外が主流です。

最近は、農作物の栽培から、加工、製造、流通などの過程を明らかにするトレーサビリティーへの注目度も増しています。フランスなどではこの考えに基づき、生産者、蒸留者がわかる有機認証「エコサート」がついたラベンダーのオイルが生産されています。

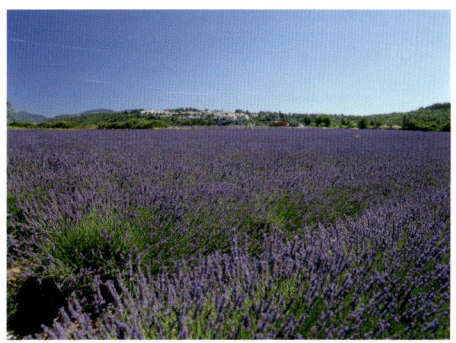

ラベンダー畑（フランス）

シトラスのオイルの原料はどうでしょうか。世界中で、オレンジやグレープフルーツ、レモン、ライム、マンダリンといった柑橘類が栽培され、食用だけでなくオイルの原料となっています。日本には、ユズやカボス、イヨカンといった日本由来の柑橘類があり、オイルの原料にもなっています。

なかでもユズは、日本らしい印象の爽やかな香りのオイルとなるだけでなく、食用や化粧品の香料としても大変人気で、国内外での需要が急速に伸びていま

アロマ空間デザインのトレンド

す。ちなみにユズの代表的な生産地である高知県では、食用に加工され、果汁を搾ったあとのユズの皮を使ってオイルが生産されています。

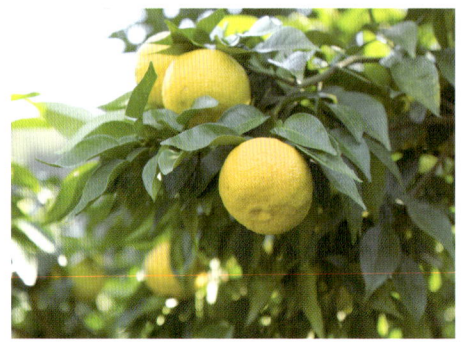

ユズ（日本・高知県）

続いて、ウッドのオイルの原料についても見ていきましょう。白檀（びゃくだん）の香りとして知られ、香りの空間演出でも人気のサンダルウッドは、古くからインドで生産されてきました。しかし、20年ほど前から木々の伐採などさまざまな理由で原料の生産や流通が困難になって価格が高騰し、流通が激減してしまいました。代わってメインの産地となったのがオーストラリアで、現在、流通が盛んになっています。

ところで、オーストラリアといえば自然豊かで、ユーカリやティートリー、ホワイトサイプレスといったオイルの原料となる木々が豊富に栽培されています。都市部から少し山間に足をのばせば、

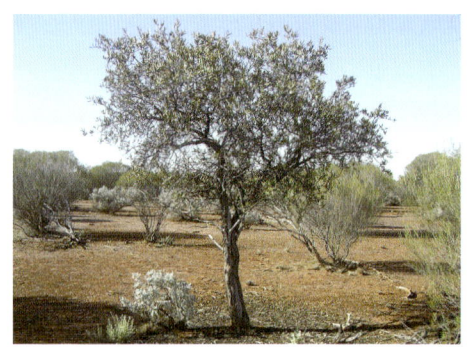

サンダルウッド（オーストラリア）

うっすらと香るさまざまな木々に出合うことができ、清涼感のある清らかな空気を感じます。

まさに、空気を天然の香りでデザインした環境に身をおくことができ、その空気環境のよさからは、上質な自然の恵みを感じることができるのです。

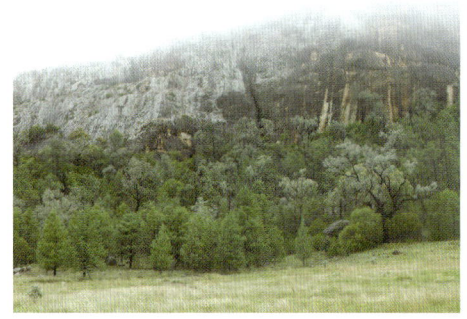

ホワイトサイプレスの森（オーストラリア）

このように、天然香料の原料となる植物の生産事情は、世界中の環境変化によって変わりつつあることがわかります。

香りの先進国は依然としてヨーロッパ

であることに変わりはありませんが、日本を筆頭に、米国、中国、東南アジア、中東などでもフレグランスを身につけるだけでなく、香り空間を楽しむ利用方法が広がってきています。

　今後は、天然回帰をキーワードにして、世界中で天然の香りをどのように用いるかということにも、ますます関心が高まっていくでしょう。世界中の都市に暮らす人々に、森を訪れたときのような清らかな空気を届けられるように、天然資源を大切に使って、香りで空間を彩っていきましょう。

　さて、次章Lesson 2では、アロマ空間デザインで用いるエッセンシャルオイルについて主要な24種類を取り上げ、原料の特徴や空間デザインにおける特性を学んでいくことにします。

Column 1 | Interview

長崎大学大学院 医歯薬学総合研究科 教授
篠原 一之

植物の香気成分に、女性ホルモンを活性化するフェロモンと同等の物質を発見

　私は長年、「体内時計」の研究に携わってきましたが、その延長で、最近は「月の時計」に関する研究をしています。月は地球の周りを28.5日かけて1周します。この月の周期（時計）の影響を最も受けているのが、同じく28.5日で巡る女性の月経周期です。

　よく親しい女性同士の間で月経がうつる、といわれることがありますが、この月経同期のメカニズムを調べるために、排卵を調節するホルモン量の変化などに着目する中で、月経同期には匂い物質であるフェロモンが大きく関係していることを解明しました。また女性ホルモンには、卵巣から分泌されるエストロジェンとプロジェステロンがありますが、いずれのホルモンも月経前に激減します。その急激な変化が、多くの女性に「体のだるさ」や「胸の張り」「不安・イライラ」「落ち込み」「集中力の低下」といった月経前緊張症（PMS）の症状を引き起こすのです。ホルモンが急激に減少する出産後や、更年期にも同様の症状が出現します。

　そこで、女性ホルモンの分泌を促すフェロモンのような香気成分を、エッセンシャルオイルの植物成分に見出すことができれば、PMS等の症状を緩和できるのではないかと考えたのが、私の香り研究のきっかけです。研究では、エッセンシャルオイルに含まれる約30種類の単一香気成分をスクリーニングし、女性ホルモン分泌に及ぼす効果を検証しました。その結果、異なる時期にそれぞれ作用して、エストロジェンを増やす香気成分を見つけたのです。

　年齢や個人差などはあるにせよ、ホルモン上昇効果をもつ単一香気成分が含まれるエッセンシャルオイルの香りを嗅ぐと、女性ホルモンの分泌は活性化します。ということは、アロマを適切に利用すればホルモン量の調整ができるようになり、月経前や産後、閉経前後（更年期）の不調も和らげられるということです。

　従来ホルモン治療といえば、体外からの投薬が中心でした。しかし、薬の服用が習慣化すると、体内のホルモン生成量が減り、薬の量を増やさざるを得ないというデメリットがある上に、副作用のリスクもあります。それが香りの活用により、自らホルモンをつくることができるのであれば副作用の心配はいりません。

　"良薬口に苦し"と言いますが、アロマも同じで、本人は必ずしもその香りが好きでなくても、効果成分は体の症状に効くというのが私の見解です。ですから、効果成分が好みの香りでない場合は、他のエッセンシャルオイルをブレンドすることによって、香りも好まれ、効果もあるブレンドオイルになるのです。医学的なアロマの研究はまだ緒についたばかりですが、いずれ多くの人にアロマを活用してもらい、その効果を実感してほしいと願っています。

profile
長崎大学医学部卒業、東海大学大学院医学博士課程修了後、北海道大学、横浜市立大学、バージニア大学等を経て現職。現在は研究の傍ら、子どもと女性のメンタルクリニックにて、週に1日は患者を診察。日本生理学会、日本生物学的精神科学学会、日本味と匂い学会、睡眠学会など、所属学会多数。

Lesson 2

基本のエッセンシャルオイルを学ぶ

24種類のエッセンシャルオイルを学ぶ

　Lesson 1では、アロマ空間デザインの考え方について学んできました。Lesson 2では、初心者でも使いやすいエッセンシャルオイル24種類を紹介します。アロマ空間デザインにおいて重要となる、空間での香りの特徴を挙げて解説していきます。それぞれの特徴を丁寧に頭に入れておきましょう。

香りのタイプを知る

　解説ページで、エッセンシャルオイルの名称の横に掲載したアイコンは、「香りのタイプ」を表しています。オイルは、植物の種類や抽出部位、香りの香調などによって、大きく5つのタイプに分類でき、同じタイプの香り同士のブレンドは相性がいいとされています。また、複数のタイプを組み合わせることで香りに深みが増し、オリジナリティーの高い香りをつくることができます。
　以下、5つの香りのタイプを紹介します。

1. シトラス

　柑橘類の皮から抽出したオイルで、フレッシュでフルーティーな香りが特徴です。前向きな明るい気分にさせてくれる香りが多く、年齢や性別を問わず人気があり、初心者にも比較的使いやすいオイルです。

代表的なオイル

オレンジ・スイート、グレープフルーツ、ベルガモット、レモン

2. フローラル

　主に花から抽出したオイルで、甘く華やかな香りが持ち味です。香りの印象が強いため、香りが長続きするオイルが多い。原料から摂取できるオイルの量が少なく、比較的高価なオイルが多いことも特徴です。

代表的なオイル

イランイラン、カモミール・ローマン、ゼラニウム、ローズ・アブソリュート

3. ハーバル

　ハーブの葉や花から抽出したオイル。香草や薬草のようなハーブ特有のすっきりした清涼感のある香りが持ち味です。料理などに使われる香りも多く、生活の中でも親しみのあるものが多いです。

代表的なオイル

ペパーミント、マジョラム・スイート、ラベンダー、ローズマリー

4. ウッド

　木の葉や枝、樹皮などから抽出されたオイルで、森林浴をイメージさせるような清々しく爽やかな香りが特徴。このタイプのオイルは、抽出部位によって香りの印象が弱いものから強いものまでさまざまです。

代表的なオイル

サンダルウッド、ホーウッド、ホワイトサイプレス、ユーカリ

5. バルサム

香木の樹脂から抽出されるオイルで、重厚かつ静かな甘さをもった独特の深い香りです。粘度の高いオイルが多いので、ディフューザーを使う際には注意が必要です。

代表的なオイル

フランキンセンス

香りの指標を知る

解説ページの下の部分には、空間を演出するときに参考にする「香りの指標」をまとめています。香りを空間に広げたときに、その香りがもつ特徴をいくつかの軸で表現しており、空間デザインにおける香りの特徴を捉えるには非常に重要な部分です。

香りのイメージを表現する「キーワード」、その香りが合う「インテリアスタイル」、香りのもつ「カラーイメージ」などがオイルごとにまとめられています。

普段あまり聞き慣れない「香りの印象」では、「強弱」や「寒暖」についても軸を使って紹介しています。ここで学ぶ「香りの印象」は、香りを空間に広げたときの印象で、オイルボトルを直接嗅いだり、ムエット（試香紙）などを鼻先で嗅いだときの印象とは異なる場合があることを理解しましょう。

オイルにはそれぞれ香りの強弱があり、香りを空間に広げたときに、少量でもその空間を支配するほど強い印象を与えるものもあれば、ほのかに柔らかく香るものまでさまざまです。

部屋などでディフューザーを使って香りを広げたり、いくつかのオイルをブレンドする際には、強い香りのものを多く使ったり組み合わせていくと、香りの主張が強く、香りがきつくなる場合があります。

バランスよく香りを使うためには、香りの強弱を意識してオイルを選択することが大切です。以下に、代表的な強いオイル、弱いオイルをご紹介しましょう。

強いオイル

イランイラン、カモミール・ローマン、ゼラニウム、プチグレン、レモングラスなど

弱いオイル

オレンジ・スイート、グレープフルーツ、ユーカリ、レモンなど

このほか、それぞれのオイルを使うのに適した「時間帯」「季節」など、空間を香りで演出する際のヒントをまとめています。これらの情報を手がかりにして、香りを使う場所や用途、目的に応じたふさわしいオイルを選べるようになるのが目標です。

また、原料となる植物のイラストの横には、植物の「科名」やオイルの「抽出部位」や「抽出方法」「主な芳香成分」「香りの機能」といった基本情報をまとめています。

解説ページの見方

アロマ空間デザインに欠かせない、基本となるエッセンシャルオイル12種類は1ページに1点、空間デザインの幅を広げる12種類は1ページに2点の構成でそれぞれ50音順に解説しています。下記の見方を参照しながら、それぞれのエッセンシャルオイルについて学びましょう。

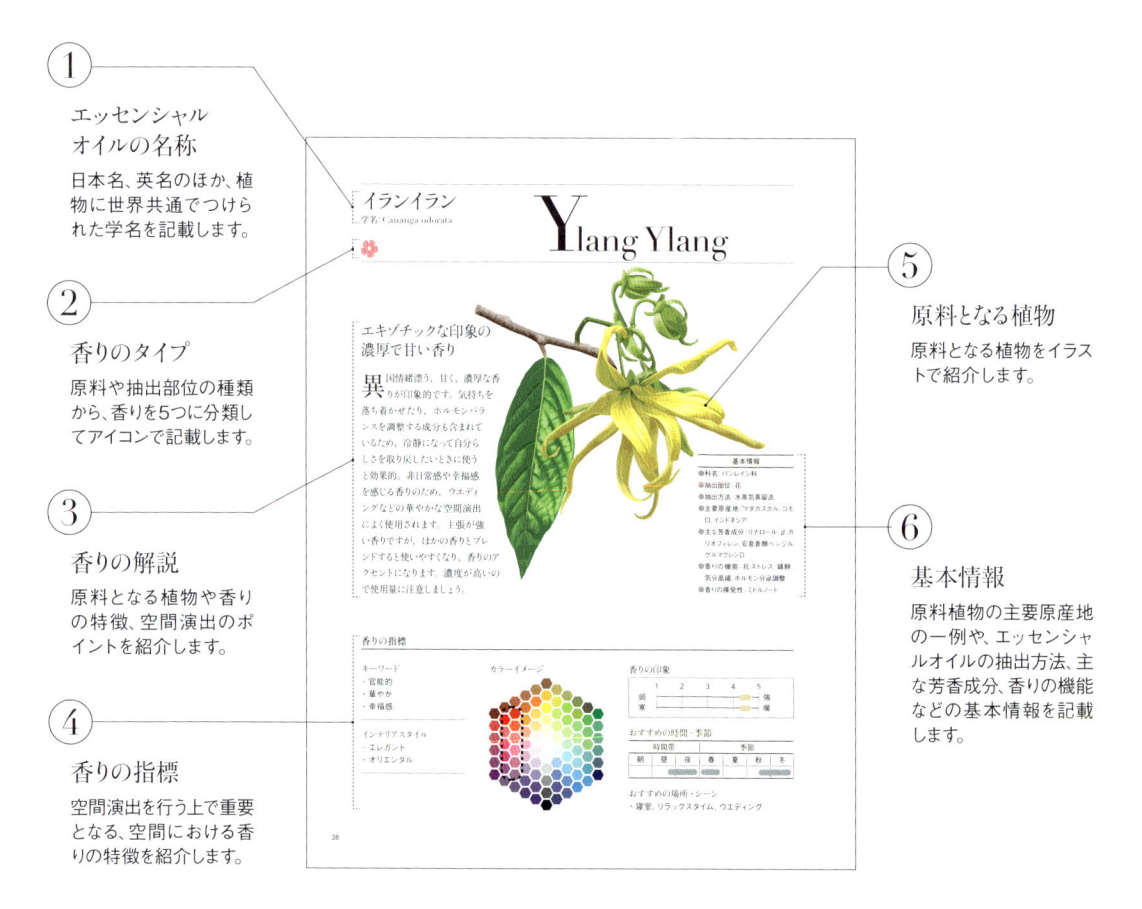

① エッセンシャルオイルの名称
日本名、英名のほか、植物に世界共通でつけられた学名を記載します。

② 香りのタイプ
原料や抽出部位の種類から、香りを5つに分類してアイコンで記載します。

③ 香りの解説
原料となる植物や香りの特徴、空間演出のポイントを紹介します。

④ 香りの指標
空間演出を行う上で重要となる、空間における香りの特徴を紹介します。

⑤ 原料となる植物
原料となる植物をイラストで紹介します。

⑥ 基本情報
原料植物の主要原産地の一例や、エッセンシャルオイルの抽出方法、主な芳香成分、香りの機能などの基本情報を記載します。

---

② 香りのタイプ

- |シトラス|
- |フローラル|
- |ハーバル|
- |ウッド|
- |バルサム|

※詳しくは34〜35ページを参照

④ 香りの指標

〈キーワード〉
香りのイメージをキーワードで表現。

〈インテリアスタイル〉
香りが合うインテリアスタイルを記載。

〈カラーイメージ〉
香りのもつ色のイメージをカラーチャート上に表示。

〈香りの印象〉
強弱や寒暖イメージなど、香りの印象をチャート上に表示。

〈おすすめの時間、季節〉
1日や1年など時間の経過に注目し、おすすめの使用時間帯や季節を紹介。

〈おすすめの場所、シーン〉
ふさわしいパーソナル空間やシーンを紹介。

エッセンシャルオイルを扱うときの注意点

　エッセンシャルオイルは天然の植物から抽出され、種類や産地などさまざまです。植物の有効成分が凝縮されているため、人によっては体調や体質などで特定のオイルが合わないこともあります。
　とはいえ、適切な選び方と使い方を知っておけば、心身の健康はもちろん環境を整え、日々の暮らしを豊かに彩ることができます。オイルを購入するときや、実際に使用するときには、次のようなことに注意して、安全な使い方をしましょう。

購入時の注意

　エッセンシャルオイルは、専門ショップのほかにも雑貨やインテリアショップなど、さまざまなメーカーから販売されています。初心者の場合は、あまりにも多くの種類がありすぎて、選ぶのに迷ってしまうこともあるでしょう。
　ひと口にエッセンシャルオイルといっても、天然成分を含まない合成のオイルや、天然と合成が混合したオイルもあります。購入する際には、天然100%のものかどうかをパッケージやボトルで必ず確認しましょう。単体のオイルを購入する場合は、学名や原産地も参考に選びましょう。
　また、オイルの機能面に着目して購入する際には、少し注意が必要です。機能があるといわれていても、香りが自分の好みに合わなければ意味がありません。嗅いだときに心地よく感じたり、好ましく感じられる香りは、今の自分が欲している香りでもあります。まずは、実際に嗅いでみて、自分にとって好ましい香りかどうか必ずチェックしてみてください。購入する前に香りを試してみることが大切です。

使用時の注意

1 芳香用のエッセンシャルオイルは、ディフューザーなどを使用して、芳香浴用のみに使用しましょう。

2 原液をそのまま肌につけたり、飲んだりしてはいけません。

3 引火性が強いため、火気には注意しましょう。

4 酸化や変質を防ぐため、使用後はオイルボトルのキャップをしっかり閉めて、1年以内を目安（変質しやすいオイルは半年以内）に早めに使い切りましょう。

5 直射日光を避け冷暗所に保存してください。また、小さいお子さまの手の届かないところに保管してください。

6 プラスチック製品にオイルがこぼれた場合、表面が変質・変色する可能性がありますので、すぐに拭いてください。

7 体調や体質（アレルギー疾患、化学物質過敏症など）に不安のある方は、あらかじめ医師に相談の上、使用しましょう。また、使用中に体調がすぐれない場合は、使用を中止してください。

8 万が一目に入った場合は、水でよくすすいでください。また、原液が肌についてしまった場合は、石鹸でよく洗い流してください。それぞれ異常が見られる場合には、すぐに医師の診断を受けましょう。

イランイラン
学名：Cananga odorata

Ylang Ylang

エキゾチックな印象の濃厚で甘い香り

異国情緒漂う、甘く、濃厚な香りが印象的です。気持ちを落ち着かせたり、ホルモンバランスを調整する成分も含まれているため、冷静になって自分らしさを取り戻したいときに使うと効果的。非日常感や幸福感を感じる香りのため、ウエディングなどの華やかな空間演出によく使用されます。主張が強い香りですが、ほかの香りとブレンドすると使いやすくなり、香りのアクセントになります。濃度が高いので使用量に注意しましょう。

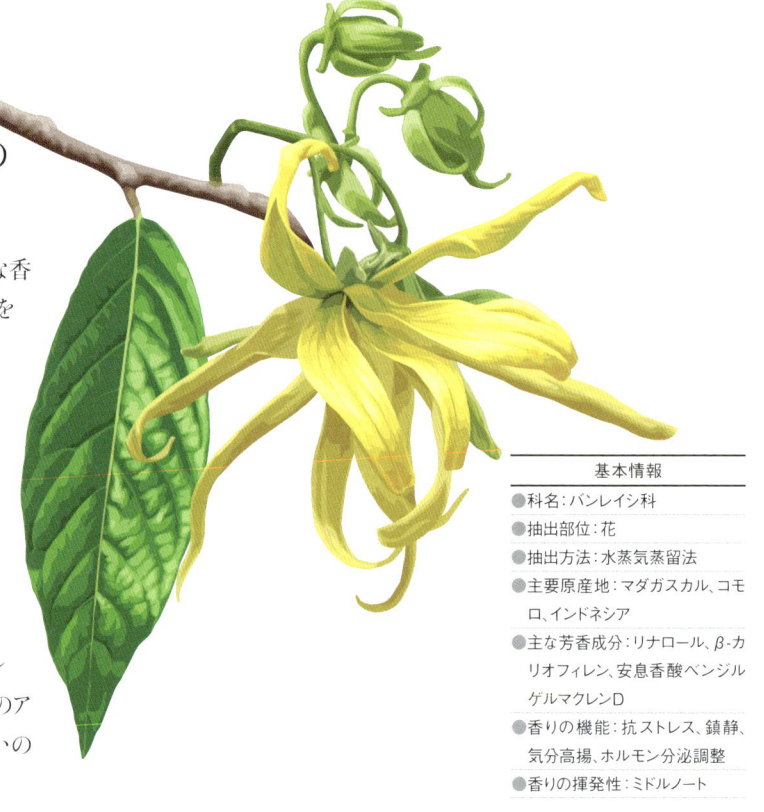

基本情報
- 科名：バンレイシ科
- 抽出部位：花
- 抽出方法：水蒸気蒸留法
- 主要原産地：マダガスカル、コモロ、インドネシア
- 主な芳香成分：リナロール、β-カリオフィレン、安息香酸ベンジル、ゲルマクレンD
- 香りの機能：抗ストレス、鎮静、気分高揚、ホルモン分泌調整
- 香りの揮発性：ミドルノート

香りの指標

キーワード
・官能的
・華やか
・幸福感

インテリアスタイル
・エレガント
・オリエンタル

カラーイメージ

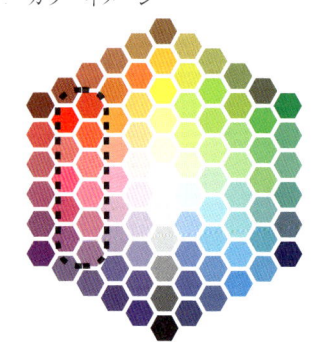

香りの印象

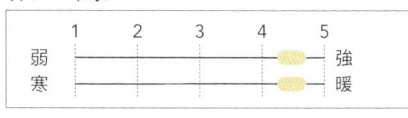

	1	2	3	4	5	
弱					●	強
寒					●	暖

おすすめの時間・季節

時間帯			季節			
朝	昼	夜	春	夏	秋	冬
	●	●			●	

おすすめの場所・シーン
・寝室、リラックスタイム、ウエディング

38

オレンジ・スイート

学名：Citrus sinensis

Orange Sweet

甘く爽やかな
なじみやすい香り

子どもから大人まで幅広く愛される最も親しみやすい香りです。シトラスのエッセンシャルオイルの中でも爽やかで甘みがあり、リフレッシュ・リラックス作用や気分を高める作用などがあります。太陽のように温かいイメージがありますが、高温多湿の環境下で使用すると、香りがこもるような暑苦しい印象になることもあるので、注意が必要です。また香りが劣化しやすいので、早めに使い切りましょう。

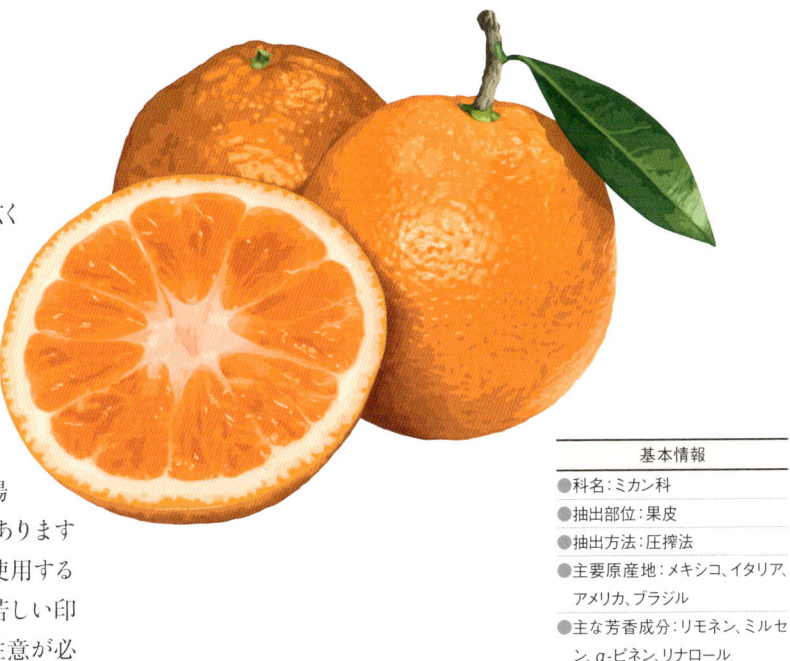

基本情報

- 科名：ミカン科
- 抽出部位：果皮
- 抽出方法：圧搾法
- 主要原産地：メキシコ、イタリア、アメリカ、ブラジル
- 主な芳香成分：リモネン、ミルセン、α-ピネン、リナロール
- 香りの機能：抗ストレス、気分高揚、抗菌、消化促進
- 香りの揮発性：トップノート

香りの指標

キーワード
- 親しみやすい
- 明るい
- 元気

インテリアスタイル
- ポップ
- ナチュラル

カラーイメージ

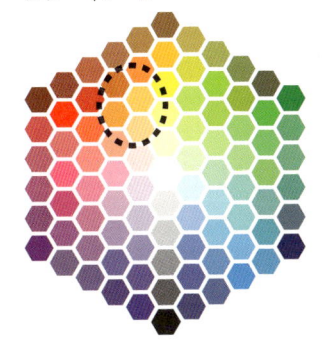

香りの印象

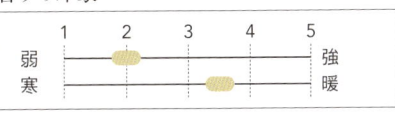

	1	2	3	4	5	
弱		●				強
寒			●			暖

おすすめの時間・季節

時間帯			季節			
朝	昼	夜	春	夏	秋	冬

おすすめの場所・シーン
- リビング、子ども部屋、キッチン、玄関

基本のエッセンシャルオイルを学ぶ | Lesson 2

グレープフルーツ

学名：Citrus paradisi

Grapefruit

フルーティーな印象の爽やかで甘酸っぱい香り

親しみやすい爽やかな香りで、空間を明るく、リフレッシュさせたいときにおすすめです。香りが交感神経を刺激して、脂肪燃焼を促す機能があるため、ダイエットにも効果があるといわれています。カジュアルな香りですが、グレープフルーツ独特の爽やかな渋みがアクセントになり、空間におしゃれな印象を与えます。香りが劣化しやすいので、早めに使い切りましょう。

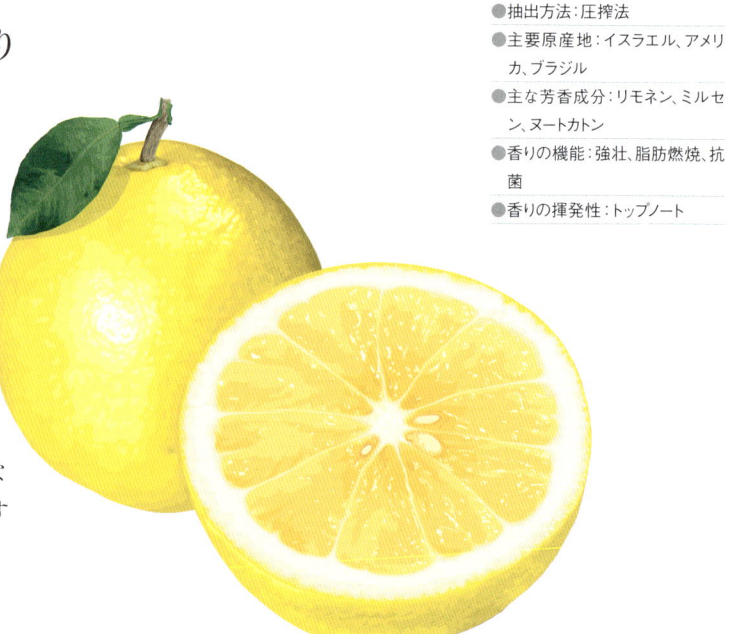

基本情報

- 科名：ミカン科
- 抽出部位：果皮
- 抽出方法：圧搾法
- 主要原産地：イスラエル、アメリカ、ブラジル
- 主な芳香成分：リモネン、ミルセン、ヌートカトン
- 香りの機能：強壮、脂肪燃焼、抗菌
- 香りの揮発性：トップノート

香りの指標

キーワード
- リフレッシュ
- 若々しい
- 爽やか

インテリアスタイル
- ポップ
- ナチュラル
- モダン

カラーイメージ

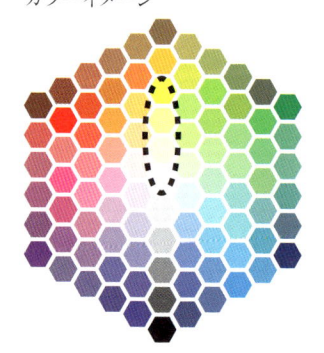

香りの印象

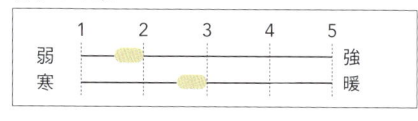

	1	2	3	4	5	
弱		●				強
寒			●			暖

おすすめの時間・季節

時間帯			季節			
朝	昼	夜	春	夏	秋	冬
━	━			━	━	

おすすめの場所・シーン
- ダイニング、パウダールーム、子ども部屋、エクササイズ

サンダルウッド

学名：Santalum spicatum
　　　Santalum album

Sandalwood

落ち着きや静けさをもつ、深い甘みが特徴の香り

静かに香りたち、最後まで残り続ける香りには上品な甘みや趣きがあります。日本では「白檀（びゃくだん）」の香りとしても親しまれ、ほかのウッドの香りよりも、優しさや落ち着き、重厚感があるのが特徴です。花やスパイスなどの甘みのある香りを強調させ、ブレンドに奥行きや深みを加えます。少量でも存在感があり、粘性もあるため、入れすぎると重くなって香りが拡散しにくくなるので、使用量には注意が必要です。

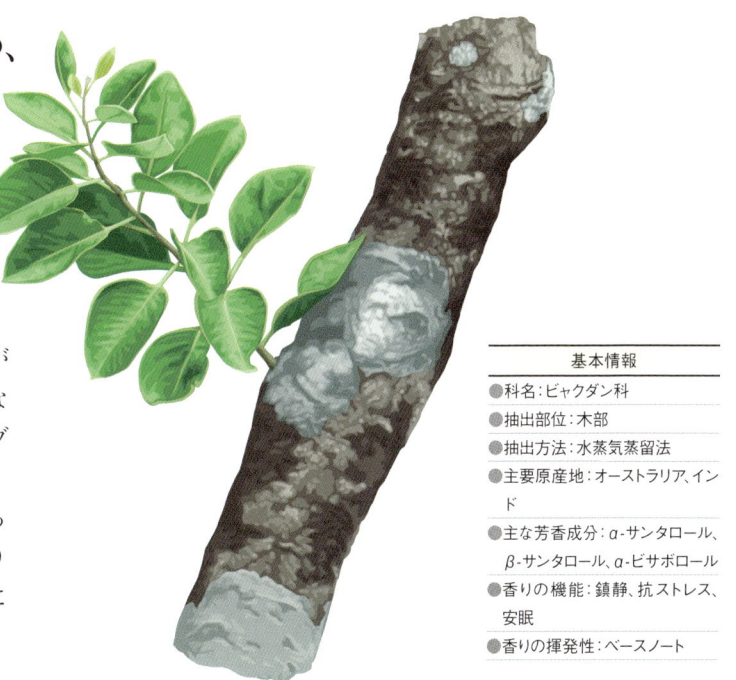

基本情報

- 科名：ビャクダン科
- 抽出部位：木部
- 抽出方法：水蒸気蒸留法
- 主要原産地：オーストラリア、インド
- 主な芳香成分：α-サンタロール、β-サンタロール、α-ビサボロール
- 香りの機能：鎮静、抗ストレス、安眠
- 香りの揮発性：ベースノート

香りの指標

キーワード
- 落ち着き
- 重厚感
- 深みのある甘さ

インテリアスタイル
- 和風
- クラシック
- オリエンタル

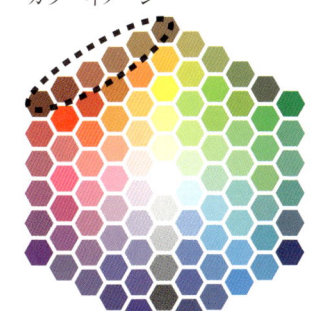

カラーイメージ

香りの印象

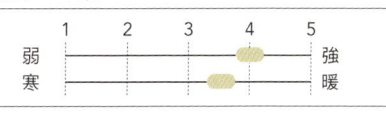

	1	2	3	4	5	
弱				●		強
寒			●			暖

おすすめの時間・季節

時間帯			季節			
朝	昼	夜	春	夏	秋	冬
		●			●	

おすすめの場所・シーン
- 寝室、和室、リラックスタイム、ヨガ

ゼラニウム

学名：Pelargonium graveolens

Geranium

ほのかにローズを思わせる、グリーンフローラルの香り

華やかなローズを彷彿させるような、女性らしいフローラルな香りですが、葉から抽出されているためグリーンな印象も併せもっています。香りにコクや艶やかさがあり、エレガントやロマンティックな雰囲気の空間デザインに適しています。また、抗ストレスや精神安定といった働きがあるので、心身のバランスを整えて、不安を和らげたいときにも最適。濃度が高いので使用量には注意しましょう。

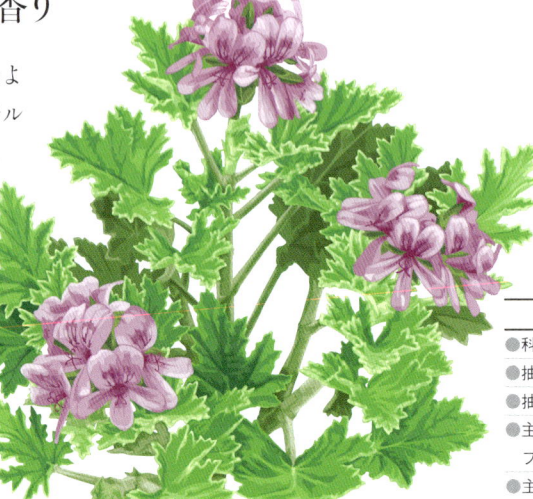

基本情報

- 科名：フウロソウ科
- 抽出部位：葉
- 抽出方法：水蒸気蒸留法
- 主要原産地：エジプト、モロッコ、フランス
- 主な芳香成分：シトロネロール、ゲラニオール、蟻酸シトロネリル
- 香りの機能：抗ストレス、精神安定、ホルモン分泌調整、防虫
- 香りの揮発性：ミドルノート

香りの指標

キーワード
・華やか
・落ち着き
・艶やか

インテリアスタイル
・エレガント
・ロマンティック

カラーイメージ

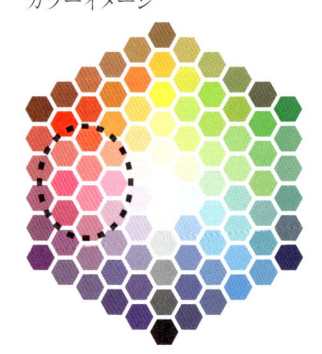

香りの印象

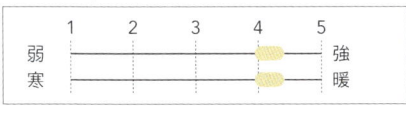

	1	2	3	4	5	
弱				●		強
寒				●		暖

おすすめの時間・季節

時間帯			季節			
朝	昼	夜	春	夏	秋	冬

おすすめの場所・シーン
・リビング、リラックスタイム、ウエディング

ペパーミント

学名: Mentha piperita

Peppermint

爽快な清涼感があふれるクリアーな香り

清涼感のある清々しい香りで、お菓子や歯磨き粉などに使用されるなど広く親しまれています。消臭作用のほか、頭をクリアーにし、眠気防止や乗り物酔い予防にも効果があります。また体の表面にある冷感受容体へ働きかけ、体感温度を下げる働きがあるので、暑い季節には非常に便利。水や空をイメージさせる香りでもあり、空間に透明感をもたせることができます。

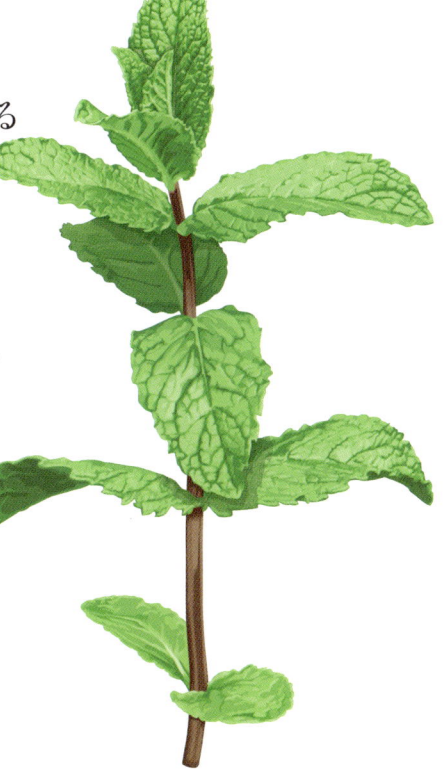

基本情報

- 科名：シソ科
- 抽出部位：葉
- 抽出方法：水蒸気蒸留法
- 主要原産地：フランス、アメリカ、インド
- 主な芳香成分：メントール、メントン、1.8-シネオール
- 香りの機能：抗菌、抗ウイルス、頭脳明晰、健胃、消臭
- 香りの揮発性：トップノート

香りの指標

キーワード
・清涼感
・すっきり
・涼しい

インテリアスタイル
・ポップ
・ナチュラル

カラーイメージ

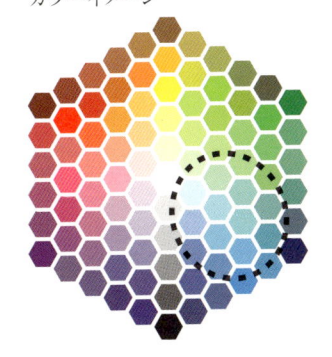

香りの印象

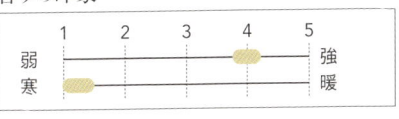

	1	2	3	4	5	
弱						強
寒						暖

おすすめの時間・季節

時間帯			季節			
朝	昼	夜	春	夏	秋	冬

おすすめの場所・シーン
・キッチン、パウダールーム、玄関、書斎 ドライブ、夏の暑さに

基本のエッセンシャルオイルを学ぶ | Lesson 2

ベルガモット

学名：Citrus bergamia

Bergamot

気品と落ち着きのある洗練されたシトラスの香り

エレガントで上品な香りが持ち味で、シトラスの香りの中では華やかな印象があります。またアールグレイの紅茶の香り付けに代表されるように、西洋的なイメージもあります。ほかのシトラスのエッセンシャルオイルと比べて鎮静作用のある成分が多いため、空間に使用すると安心感や落ち着きをもたらすとともに、気持ちを明るく前向きにしてくれる機能もあります。

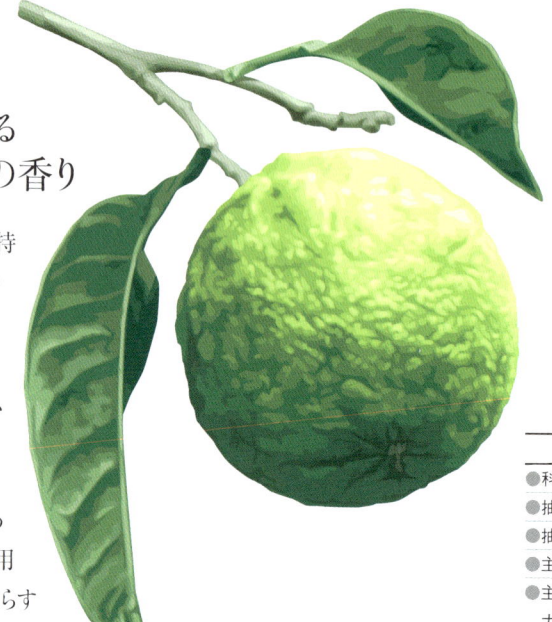

基本情報

- 科名：ミカン科
- 抽出部位：果皮
- 抽出方法：圧搾法
- 主要原産地：イタリア、モロッコ
- 主な芳香成分：リモネン、酢酸リナリル、リナロール、ベルガプテン
- 香りの機能：抗ストレス、鎮静、抗菌
- 香りの揮発性：トップノート〜ややミドルノート

香りの指標

キーワード
・洗練された
・気品がある
・穏やか

インテリアスタイル
・エレガント
・モダン
・クラシック

カラーイメージ

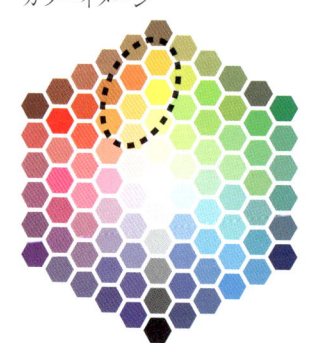

香りの印象

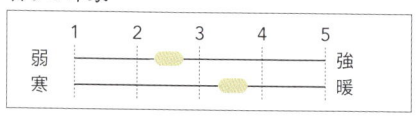

	1	2	3	4	5	
弱						強
寒						暖

おすすめの時間・季節

時間帯	季節
朝　昼　夜	春　夏　秋　冬

おすすめの場所・シーン
・リビング、玄関、ワーキングタイム

Howood

ホーウッド
学名：Cinnamomum camphora

甘く柔らかな落ち着いたウッドの香り

フローラルの柔らかく甘い香りにウッディーな雰囲気を合わせたような香りで、リビングや寝室などに使うとくつろぎの印象をもたらします。さまざまなエッセンシャルオイルとの相性がよく、木の落ち着いた優しさや柔らかさを表現したいときにおすすめです。合わせる香りによって、華やかにも、落ち着きのある印象にも変化し、幅広く使いやすい香りです。

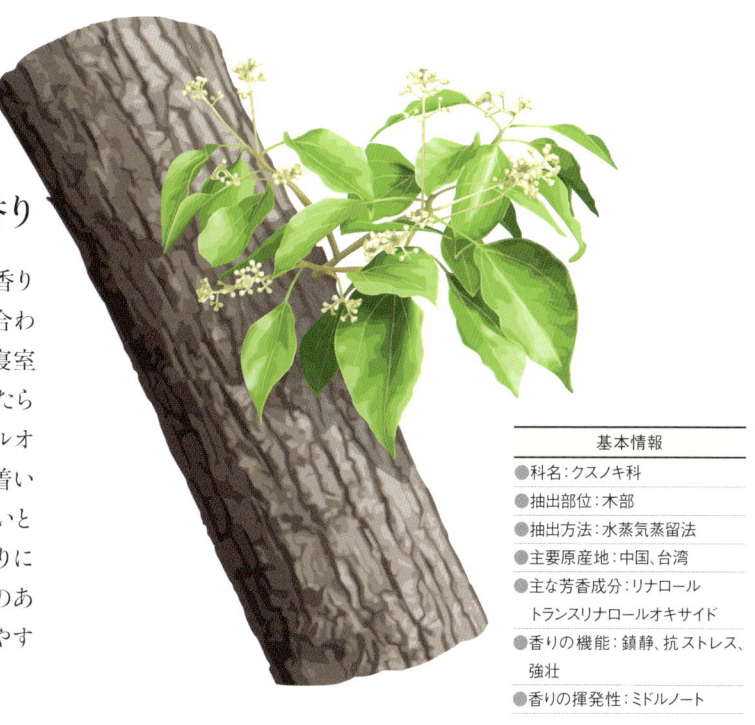

基本情報

- 科名：クスノキ科
- 抽出部位：木部
- 抽出方法：水蒸気蒸留法
- 主要原産地：中国、台湾
- 主な芳香成分：リナロール、トランスリナロールオキサイド
- 香りの機能：鎮静、抗ストレス、強壮
- 香りの揮発性：ミドルノート

香りの指標

キーワード
・落ち着き
・柔らか
・西洋的

インテリアスタイル
・クラシック
・エレガント

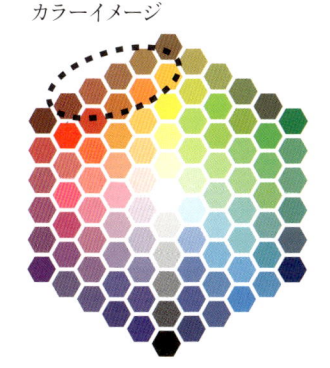

カラーイメージ

香りの印象

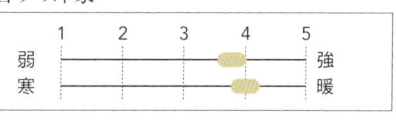

	1	2	3	4	5	
弱				●		強
寒				●		暖

おすすめの時間・季節

時間帯			季節			
朝	昼	夜	春	夏	秋	冬

おすすめの場所・シーン
・リビング、寝室、リラックスタイム

基本のエッセンシャルオイルを学ぶ ｜ Lesson 2

White Cypress

ホワイトサイプレス

学名：Callitris glaucophylla
　　　Callitris columellaris

スパイシーで、清々しいウッディーな香り

清涼感のあるウッドの香りに、スパイシーなニュアンスを合わせたような都会的でスマートな印象の香りです。空気清浄の機能があり、空間に漂わせるとまるで森林浴をしているような気分を味わえます。深呼吸をしたくなるような心地よい空気感は、人が集まるくつろぎの空間演出におすすめ。また、サイプレスより軽やかさがあり、クリアーな印象で、空間演出に適しています。

基本情報

- 科名：ヒノキ科
- 抽出部位：葉、枝
- 抽出方法：水蒸気蒸留法
- 主要原産地：オーストラリア
- 主な芳香成分：α-ピネン、リモネン、酢酸ボルニル
- 香りの機能：抗菌、消臭、精神安定
- 香りの揮発性：ミドルノート

香りの指標

キーワード
・森林浴
・都会的
・清々しい

インテリアスタイル
・モダン
・ナチュラル

カラーイメージ

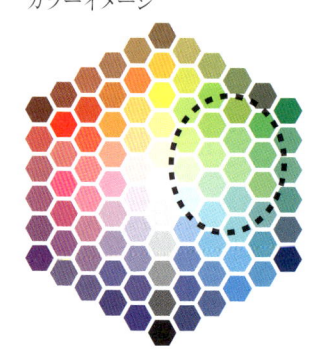

香りの印象

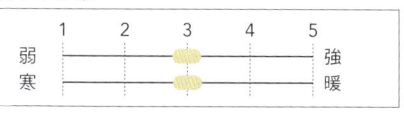

	1	2	3	4	5	
弱			●			強
寒			●			暖

おすすめの時間・季節

時間帯			季節			
朝	昼	夜	春	夏	秋	冬

おすすめの場所・シーン
・リビング、玄関、オフィス

ユーカリ・グロブルス

学名：Eucalyptus globulus

Eucalyptus Globulus

清潔感のある
クールでシャープな香り

吹き抜ける風のように、クールで透明感のある香りで、オーストラリアでは、昔から日常的に使用されてきました。空間に広げると、主張しすぎることなく、こもっていたり重くなっている空気をクリアーにし、質感をよくする働きがあります。空気への機能性が高いのが特徴で、風邪やインフルエンザ、花粉症の時期によく使われます。

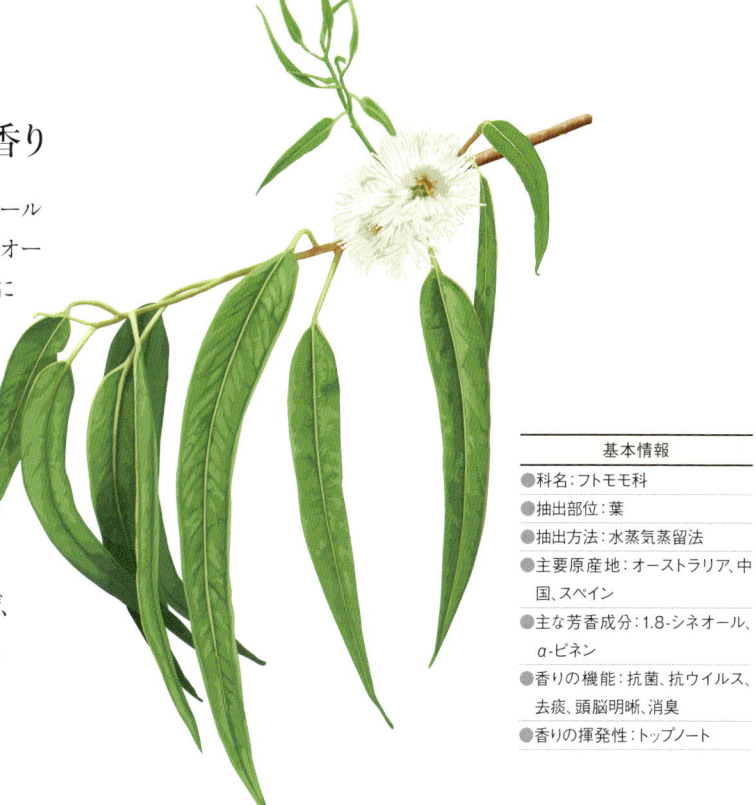

基本情報

- 科名：フトモモ科
- 抽出部位：葉
- 抽出方法：水蒸気蒸留法
- 主要原産地：オーストラリア、中国、スペイン
- 主な芳香成分：1,8-シネオール、α-ピネン
- 香りの機能：抗菌、抗ウイルス、去痰、頭脳明晰、消臭
- 香りの揮発性：トップノート

香りの指標

キーワード
- 空気清浄
- 清涼感
- 透明感

インテリアスタイル
- ナチュラル
- モダン

カラーイメージ

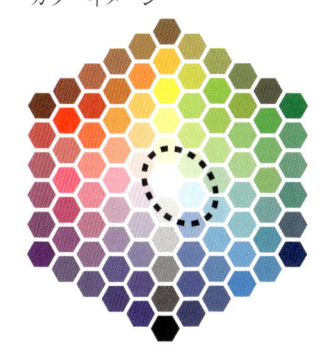

香りの印象

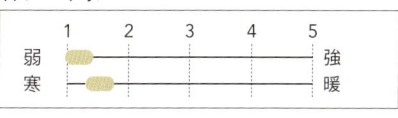

	1	2	3	4	5	
弱						強
寒						暖

おすすめの時間・季節

時間帯			季節			
朝	昼	夜	春	夏	秋	冬

おすすめの場所・シーン
- 書斎、玄関、パウダールーム、風邪・感染症の時期

基本のエッセンシャルオイルを学ぶ ｜ Lesson 2 ｜ 47

ラベンダー

学名：Lavandula angustifolia

Lavender

穏やかで心地よい
フローラルハーブの香り

優しさの中に力強さを秘めた心地よい香りで、多くの人から親しまれる万能オイルといわれています。鎮静、抗菌、安眠などさまざまな機能をもち、特に緊張をほぐしてリラックスしたいときにおすすめです。一方で嗜好性がある香りではありますが、ほかのオイルとブレンドすると、より穏やかな香りとなり、多くの人に好まれやすくなります。

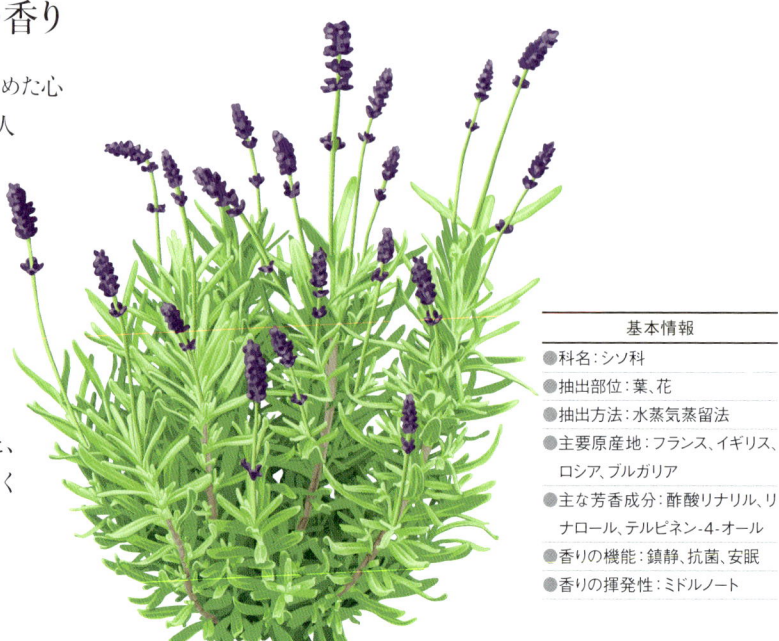

基本情報
●科名：シソ科
●抽出部位：葉、花
●抽出方法：水蒸気蒸留法
●主要原産地：フランス、イギリス、ロシア、ブルガリア
●主な芳香成分：酢酸リナリル、リナロール、テルピネン-4-オール
●香りの機能：鎮静、抗菌、安眠
●香りの揮発性：ミドルノート

香りの指標

キーワード
・穏やか
・リラックス
・清潔

インテリアスタイル
・クラシック
・エレガント
・ナチュラル

カラーイメージ

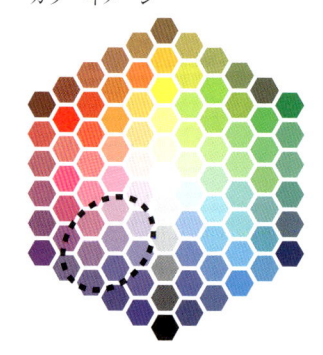

香りの印象

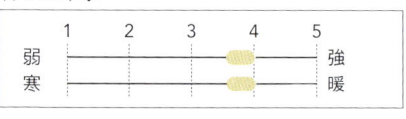

	1	2	3	4	5	
弱				●		強
寒				●		暖

おすすめの時間・季節

時間帯			季節			
朝	昼	夜	春	夏	秋	冬
		●	●		●	

おすすめの場所・シーン
・寝室、リラックスタイム、バスルーム

Rosemary

ローズマリー
学名：Rosmarinus officinalis

爽やかなグリーン調の
ハーバルな香り

若草や若葉のような、みずみずしいグリーンの印象のハーブらしい香りです。シャキッとした刺激を感じる香りで、堅く、シャープな印象もあります。脳の活性を促し、記憶力や集中力、注意力をアップさせる機能があるため、QOL（生活の質）を高めるエッセンシャルオイルともいわれています。脳を覚醒する働きがあるので、運転中や仕事中など昼間の活動時のほか、寝起きの頭をすっきりとさせたい朝にもおすすめです。

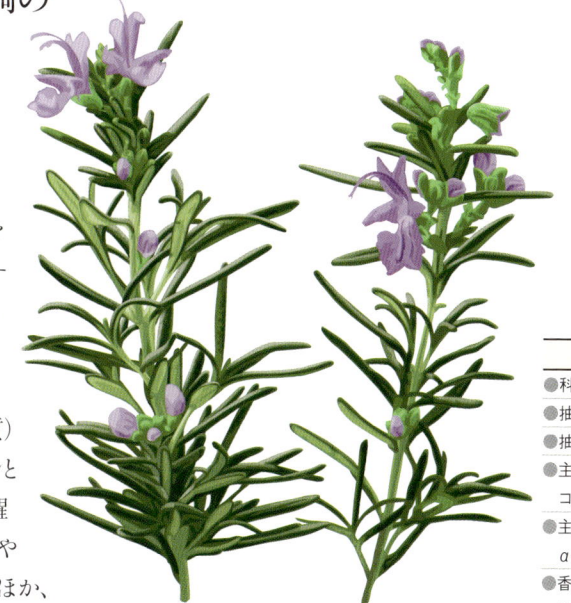

基本情報

- 科名：シソ科
- 抽出部位：葉
- 抽出方法：水蒸気蒸留法
- 主要原産地：チュニジア、モロッコ、フランス、スペイン
- 主な芳香成分：1,8-シネオール、α-ピネン、カンファー
- 香りの機能：頭脳明晰、抗菌、強壮、防虫、消臭
- 香りの揮発性：ミドルノート

香りの指標

キーワード
- シャープ
- リフレッシュ
- 集中

インテリアスタイル
- モダン
- クラシック
- ナチュラル

カラーイメージ

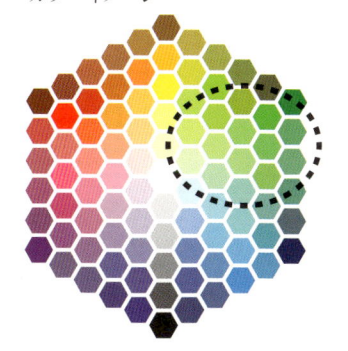

香りの印象

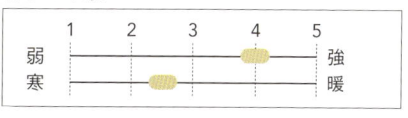

	1	2	3	4	5	
弱				●		強
寒		●				暖

おすすめの時間・季節

時間帯			季節			
朝	昼	夜	春	夏	秋	冬
●	●		●	●		

おすすめの場所・シーン
- 書斎、ダイニング、キッチン、オフィス、ドライブ

カモミール・ローマン
Chamomile Roman
学名：Anthemis nobilis

香りの指標

キーワード
・優しい、かわいらしい、清楚

インテリアスタイル
・ナチュラル、クラシック

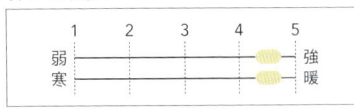

カラーイメージ：

香りの印象

1	2	3	4	5
弱				強
寒				暖

おすすめの時間・季節

時間帯	季節
朝 昼 夜	春 夏 秋 冬

おすすめの場所・シーン
・寝室、子ども部屋、リラックスタイム、ウエディング

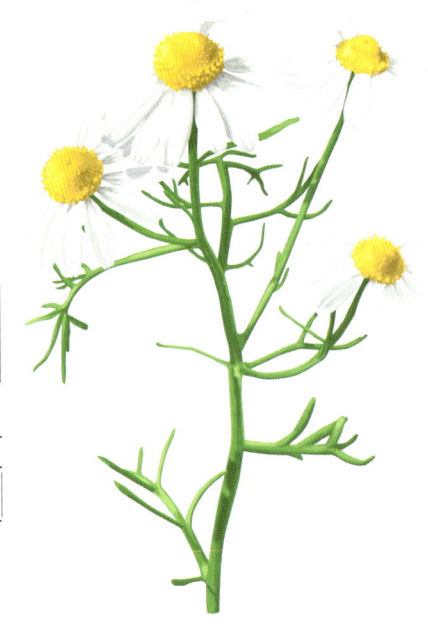

基本情報
- 科名：キク科
- 抽出部位：花
- 抽出方法：水蒸気蒸留法
- 主要原産地：フランス、イギリス、モロッコ
- 香りの機能：安眠、鎮静、抗ストレス
- 香りの揮発性：ミドルノート

ジュニパーベリー
Juniperberry
学名：Juniperus communis

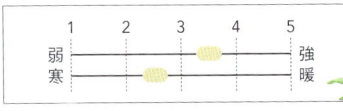

香りの指標

キーワード
・静か、浄化、洗練

インテリアスタイル
・モダン

カラーイメージ：

香りの印象

1	2	3	4	5
弱				強
寒				暖

おすすめの時間・季節

時間帯	季節
朝 昼 夜	春 夏 秋 冬

おすすめの場所・シーン
・リビング、バスルーム、ストレッチ・ヨガ

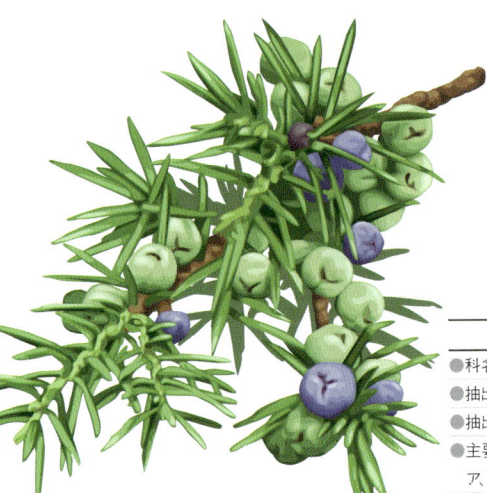

基本情報
- 科名：ヒノキ科
- 抽出部位：果実
- 抽出方法：水蒸気蒸留法
- 主要原産地：フランス、クロアチア、ブルガリア
- 香りの機能：デトックス、強壮、抗菌
- 香りの揮発性：ミドルノート

ティートリー
学名：Melaleuca alternifolia

Tea Tree

香りの指標

キーワード
・清涼感、硬質、芯のある力強さ

インテリアスタイル
・モダン、クラシック

カラーイメージ：

香りの印象

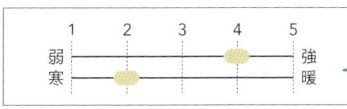

	1	2	3	4	5	
弱				●		強
寒		●				暖

おすすめの時間・季節

時間帯			季節			
朝	昼	夜	春	夏	秋	冬

おすすめの場所・シーン
・書斎、オフィス、風邪・感染症の時期

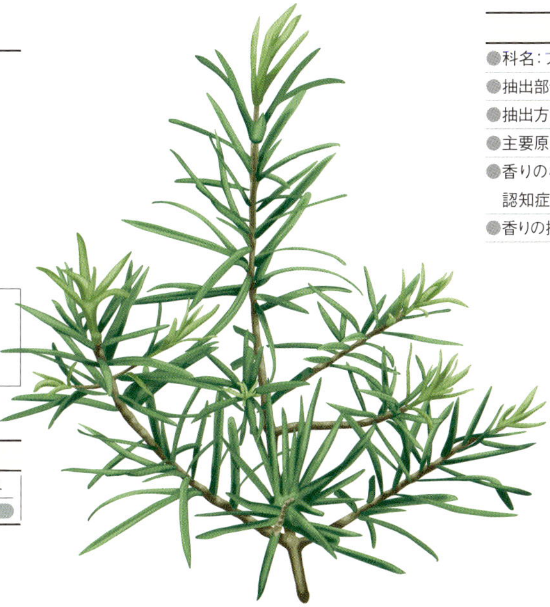

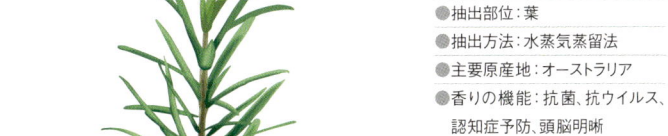

基本情報
- 科名：フトモモ科
- 抽出部位：葉
- 抽出方法：水蒸気蒸留法
- 主要原産地：オーストラリア
- 香りの機能：抗菌、抗ウイルス、認知症予防、頭脳明晰
- 香りの揮発性：トップノート

パイン
学名：Pinus sylvestris

Pine

香りの指標

キーワード
・清々しい、森林浴、落ち着き

インテリアスタイル
・和風、ナチュラル

カラーイメージ：

香りの印象

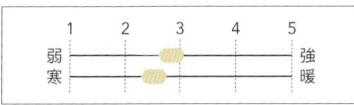

	1	2	3	4	5	
弱			●			強
寒		●				暖

おすすめの時間・季節

時間帯			季節			
朝	昼	夜	春	夏	秋	冬

おすすめの場所・シーン
・玄関、和室、リビング

基本情報
- 科名：マツ科
- 抽出部位：葉、枝
- 抽出方法：水蒸気蒸留法
- 主要原産地：ハンガリー、フランス、オーストリア
- 香りの機能：抗菌、去痰、強壮
- 香りの揮発性：ミドルノート

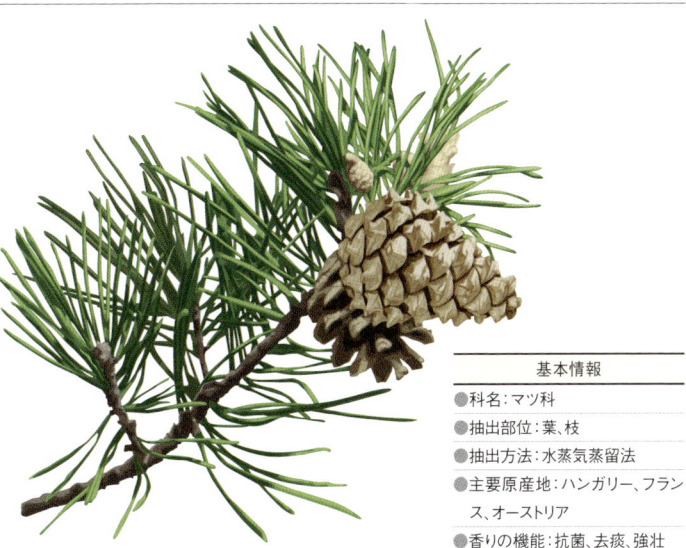

ヒノキ
学名：Chamaecyparis obtusa

Hinoki

香りの指標

キーワード
・落ち着き、懐かしい、安心感

インテリアスタイル
・和風、クラシック

カラーイメージ：

香りの印象

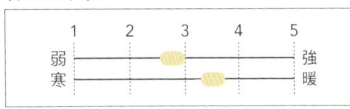

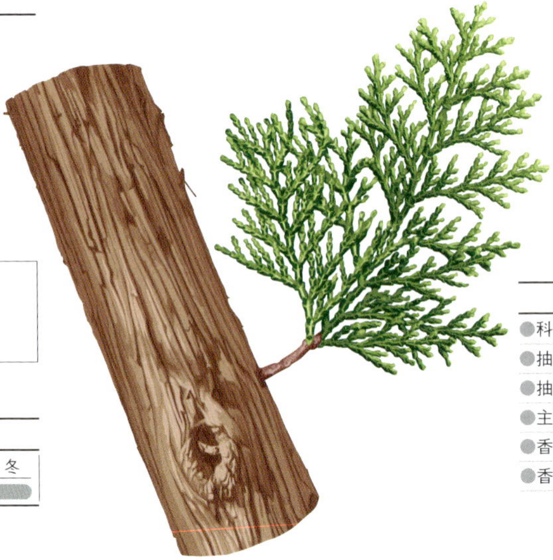

	1	2	3	4	5	
弱			●			強
寒				●		暖

おすすめの時間・季節

時間帯			季節			
朝	昼	夜	春	夏	秋	冬
		●				●

おすすめの場所・シーン
・玄関、バスルーム、和室

基本情報
- 科名：ヒノキ科
- 抽出部位：木部、葉、枝
- 抽出方法：水蒸気蒸留法
- 主要原産地：日本
- 香りの機能：鎮静、抗菌、防虫
- 香りの揮発性：ミドルノート

プチグレン
学名：Citrus aurantium

Petitgrain

香りの指標

キーワード
・フレッシュ、グリーン調、ビター

インテリアスタイル
・モダン、ポップ

カラーイメージ：

香りの印象

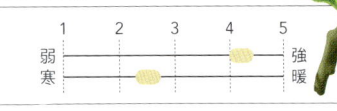

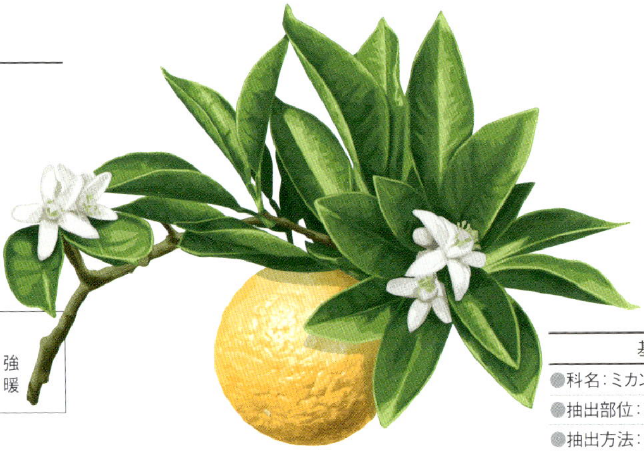

	1	2	3	4	5	
弱		●				強
寒				●		暖

おすすめの時間・季節

時間帯			季節			
朝	昼	夜	春	夏	秋	冬
●	●		●	●	●	

おすすめの場所・シーン
・リビング、バスルーム、リラックスタイム

基本情報
- 科名：ミカン科
- 抽出部位：葉、枝
- 抽出方法：水蒸気蒸留法
- 主要原産地：フランス、イタリア、パラグアイ
- 香りの機能：抗ストレス、鎮静、抗菌
- 香りの揮発性：トップノート〜ミドルノート

フランキンセンス
学名：Boswellia serrata
　　　Boswellia carterii

Frankincense

香りの指標

キーワード
・深い落ち着き、荘厳、気品がある

インテリアスタイル
・クラシック、エレガント

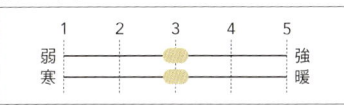

カラーイメージ：

香りの印象

	1	2	3	4	5	
弱			●			強
寒			●			暖

おすすめの時間・季節

時間帯			季節			
朝	昼	夜	春	夏	秋	冬
		●			●	●

おすすめの場所・シーン
・寝室、ヨガ、メディテーション

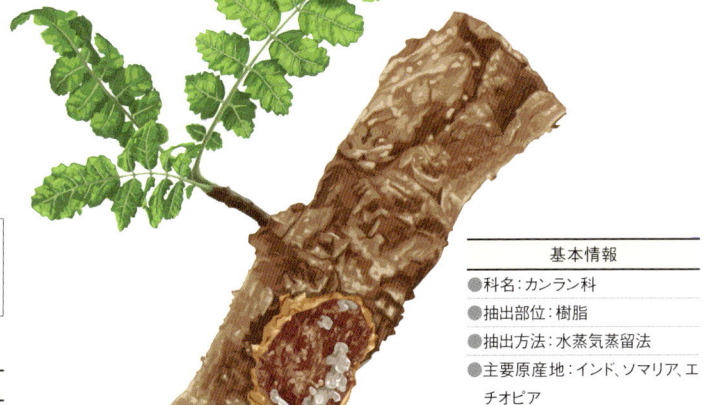

基本情報
- 科名：カンラン科
- 抽出部位：樹脂
- 抽出方法：水蒸気蒸留法
- 主要原産地：インド、ソマリア、エチオピア
- 香りの機能：抗ストレス、鎮静、抗菌
- 香りの揮発性：ミドルノート〜ベースノート

マジョラム・スイート
学名：Origanum majorana

Marjoram Sweet

香りの指標

キーワード
・スパイシー、温かい、ハーバル

インテリアスタイル
・モダン、クラシック

カラーイメージ：

香りの印象

	1	2	3	4	5	
弱				●		強
寒				●		暖

おすすめの時間・季節

時間帯			季節			
朝	昼	夜	春	夏	秋	冬
		●	●		●	●

おすすめの場所・シーン
・寝室、バスルーム、リラックスタイム

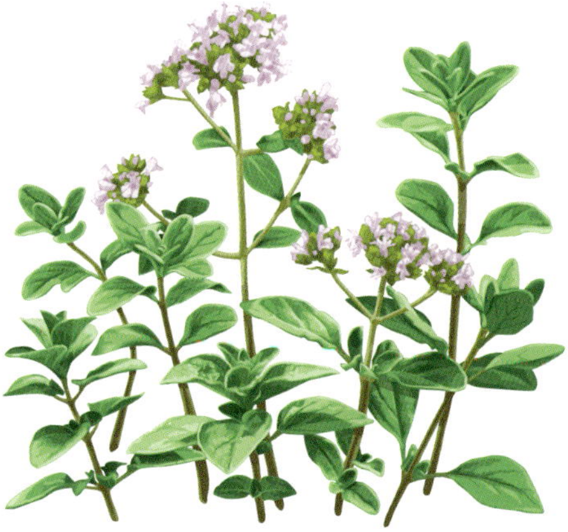

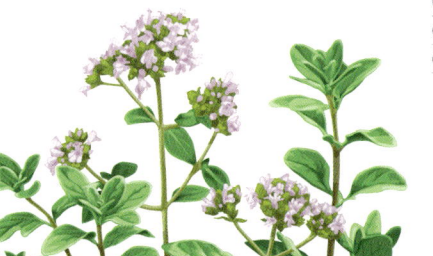

基本情報
- 科名：シソ科
- 抽出部位：葉
- 抽出方法：水蒸気蒸留法
- 主要原産地：エジプト、スペイン
- 香りの機能：鎮静、抗菌、安眠
- 香りの揮発性：ミドルノート

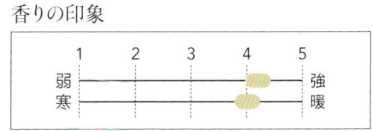

ユーカリ・ラディアータ
学名：Eucalyptus radiata

Eucalyptus Radiata

香りの指標

キーワード
・空気清浄、柔らかい、レモン調

インテリアスタイル
・ナチュラル、モダン

カラーイメージ：

香りの印象

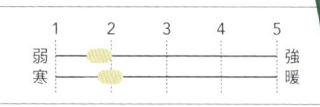

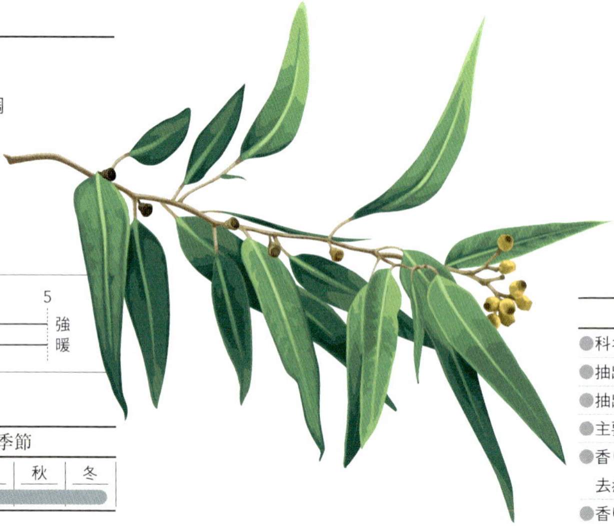

	1	2	3	4	5	
弱						強
寒						暖

おすすめの時間・季節

時間帯			季節			
朝	昼	夜	春	夏	秋	冬

おすすめの場所・シーン
・玄関、ダイニング、パウダールーム、風邪・感染症の時期

基本情報
- 科名：フトモモ科
- 抽出部位：葉
- 抽出方法：水蒸気蒸留法
- 主要原産地：オーストラリア
- 香りの機能：抗菌、抗ウイルス、去痰、頭脳明晰、消臭
- 香りの揮発性：トップノート

レモン
学名：Citrus limon

Lemon

香りの指標

キーワード
・フレッシュ、爽やか、清潔感

インテリアスタイル
・ナチュラル、ポップ

カラーイメージ：

香りの印象

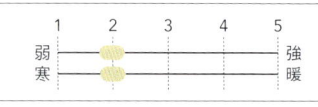

	1	2	3	4	5	
弱						強
寒						暖

おすすめの時間・季節

時間帯			季節			
朝	昼	夜	春	夏	秋	冬

おすすめの場所・シーン
・ダイニング、書斎、パウダールーム

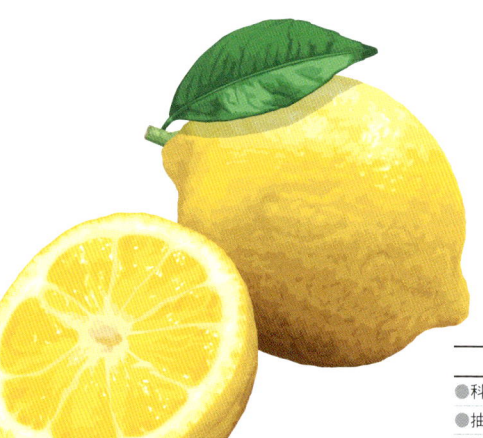

基本情報
- 科名：ミカン科
- 抽出部位：果皮
- 抽出方法：圧搾法
- 主要原産地：メキシコ、スペイン
- 香りの機能：抗菌、消化促進、強壮
- 香りの揮発性：トップノート

レモングラス
学名：Cymbopogon citratus
　　　Cymbopogon flexuosus

Lemongrass

香りの指標

キーワード
・エネルギッシュ、鮮やか、アジアン

インテリアスタイル
・ポップ、オリエンタル

カラーイメージ：🟡🟡

香りの印象

	1	2	3	4	5	
弱					●	強
寒			●			暖

おすすめの時間・季節

時間帯			季節			
朝	昼	夜	春	夏	秋	冬
●			●			

おすすめの場所・シーン
・キッチン、アウトドア、エクササイズ

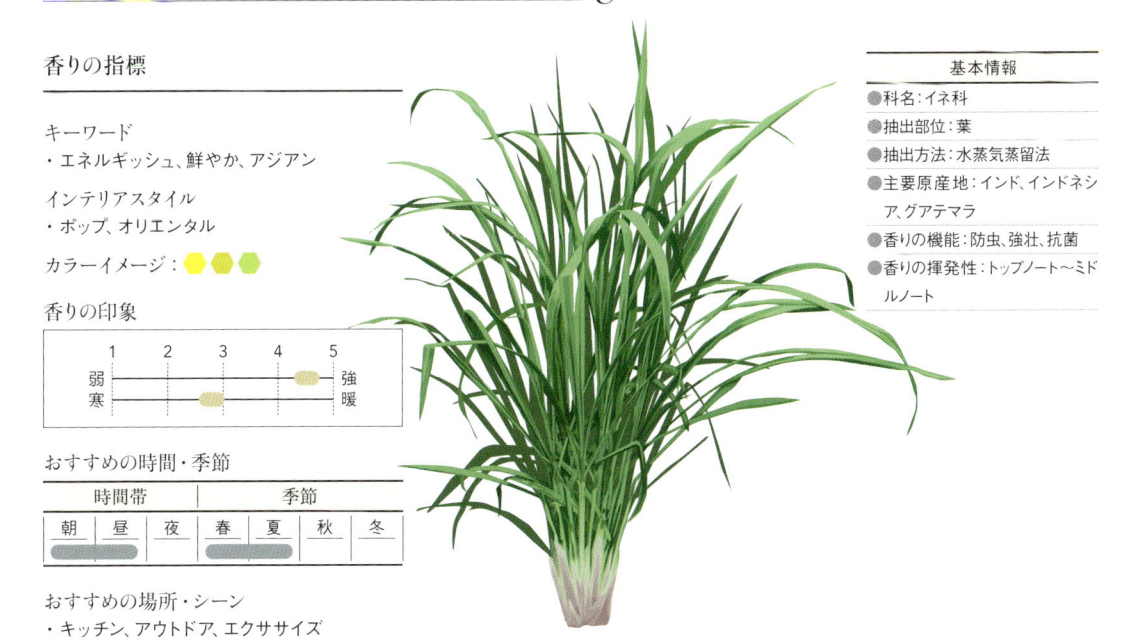

基本情報
- 科名：イネ科
- 抽出部位：葉
- 抽出方法：水蒸気蒸留法
- 主要原産地：インド、インドネシア、グアテマラ
- 香りの機能：防虫、強壮、抗菌
- 香りの揮発性：トップノート〜ミドルノート

ローズ・アブソリュート
学名：Rosa centifolia

Rose Absolute

香りの指標

キーワード
・フェミニン、華やか、幸福感

インテリアスタイル
・エレガント、ラグジュアリー

カラーイメージ：🟥🟥🌸

香りの印象

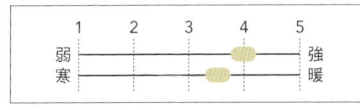

	1	2	3	4	5	
弱				●		強
寒			●			暖

おすすめの時間・季節

時間帯			季節			
朝	昼	夜	春	夏	秋	冬
		●	●		●	

おすすめの場所・シーン
・寝室、リラックスタイム、パーティー

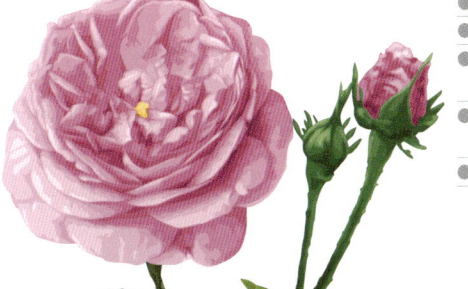

基本情報
- 科名：バラ科
- 抽出部位：花
- 抽出方法：溶剤抽出法
- 主要原産地：モロッコ、フランス、ブルガリア
- 香りの機能：抗ストレス、鎮静、気分高揚、ホルモン分泌調整
- 香りの揮発性：ミドルノート

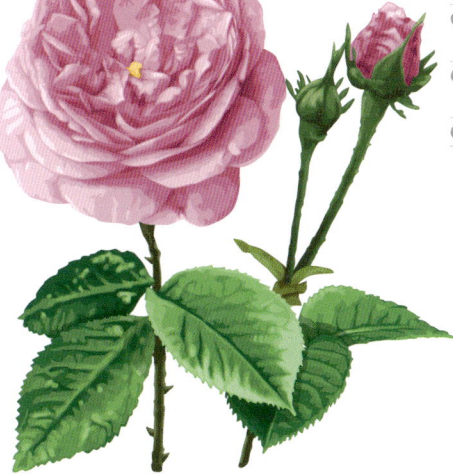

基本のエッセンシャルオイルを学ぶ　｜　Lesson 2　｜　55

Column 2　　　　　　　　　　　　　　　　　Blend Oil List

●基本の12種類のエッセンシャルオイルを使ったブレンドオイル

エッセンシャルオイル	ブレンドオイル名	ブレンド内容
イランイラン	イランイランシトラス	イランイラン、グレープフルーツ、ライム
	ルーセントパープル	イランイラン、スパイクラベンダー、ライム、スペアミント、ユーカリ・グロブルスなど
オレンジ・スイート	オレンジグレープフルーツ	オレンジ・スイート、グレープフルーツ、ベルガモット
	サニーデイ	オレンジ・スイート、マンダリン、カモミール・ローマン、カボス、フランキンセンスなど
グレープフルーツ	グレープフルーツミント	グレープフルーツ、ペパーミント、スペアミント
	フルーティーアフタヌーン	グレープフルーツ、ライム、ヴァイオレットリーフ、アニス、マジョラム・スイートなど
サンダルウッド	フランキンセンスウッド	フランキンセンス、ホーウッド、サンダルウッド
	レモングラスサンダルウッド	レモングラス、サンダルウッド、レモン
ゼラニウム	ゼラニウムラベンダー	ゼラニウム、ラベンダー、レモン
	スタイリッシュグラマー	イランイラン、ゼラニウム、パルマローザ、ジンジャー、ライムなど
ペパーミント	オーシャンクルーズ	ペパーミント、スペアミント、グレープフルーツ、カボス、パインなど
	クールフィール	ペパーミント、スペアミント、ユーカリ・グロブルス、プチグレン
ベルガモット	フラワーオレンジ	オレンジ・スイート、ベルガモット、ゼラニウム
	ベルガモットマンダリン	ベルガモット、オレンジ・スイート、マンダリン
ホーウッド	ウォームフィール	ジンジャー、オレンジ・スイート、ホーウッド、イランイラン、シダーウッドなど
	ピースフルスマイル	グレープフルーツ、カモミール・ローマン、ベルガモット、ホワイトサイプレス、ホーウッドなど
ホワイトサイプレス	アブソリュートブルー	ローズマリー、ホワイトサイプレス、パルマローザ、グレープフルーツ、ブルーサイプレスなど
	グレイッシュウッド	ホワイトサイプレス、ロサリナ、ネロリナ、ローレル、クローブなど
ユーカリ・グロブルス	ユーカリラベンダー	ユーカリ・グロブルス、ラベンダー、ロサリナ
	クリーンフォレスト	ユーカリ・グロブルス、パイン、ヒノキ
ラベンダー	ベルガモットラベンダー	ベルガモット、ラベンダー、コリアンダー
	コンフォートリラックス	ローズ・アブソリュート、ラベンダー、スパイクラベンダー、ゼラニウム、ロサリナなど
ローズマリー	ローズマリーシトラス	ローズマリー、レモン、シソ
	ミスティーチャコール	ローズマリー、カブリューバ、ティートリー、プチグレン、パチュリなど

※ここで紹介したブレンドオイルは、アットアロマ株式会社で取り扱っています。

Lesson 3

生活空間にアロマを取り入れる

エッセンシャルオイルの特性を理解する

　Lesson 2では、本書で定める基本のエッセンシャルオイル24種類について、原料となる植物や香りの特徴、空間デザイン上の特性などを学んできました。ここからは実践編として、それぞれのオイルの特性を踏まえて、身近な生活に上手に香りを取り入れるための考え方やテクニックを学んでいきましょう。

　空間の特徴や目的に合わせて香りを取り入れることができるようになると、私たちはより快適に過ごせるだけでなく、上質な暮らしを楽しむことができるようになります。

　Lesson 3では、オイルの「機能性」の観点から、私たちが生活するパーソナル空間である家の部屋ごとに適したオイルを選択する考え方を学びます。続くLesson 4、5では、「デザイン性」の観点から、イメージやスタイル、嗜好性に沿ってオイルを選択する考え方を学んでいきます。

エッセンシャルオイルがもつ「機能性」と「デザイン性」

　「機能性」と「デザイン性」は、アロマ空間デザインにおけるオイル選択のための重要な指針であり、「アロマ空間デザイン」の理論のベースとなる考え方です（図3-1）。

　オイルの「機能性」を重視する場合、それぞれのオイルがもつ機能などの特性を踏まえて、心や体、環境にアプローチできるオイルを選択します。例えば、リラックスやリフレッシュ、集中といった心の面や、消化促進、デトックス、ホルモン分泌調整といった体の面など、心や体に直接働きかける機能をオイルに求めるのが、機能性を考えた選び方です。いわゆるアロマセラピーは、オイルの機能性に注目した療法であり、考え方です。

　一方の「デザイン性」を重視するオイル選択は、香りから得られるイメージやスタイル、あるいは嗜好性など、人の感性にアプローチする選択方法です。具体的な指標としては、カラー、インテリア、季節、時間帯、空間に滞在する人の年齢、性別などがあります。

　オイルを選択する上では、「機能性」「デザイン性」のいずれか一方だけを考慮すればよいというものではありません。場合によっては、2つの指針を同時に考慮しながら、オイルを選択していくことが必要なケースもあります。

　しかしながら、「機能性」と「デザイン性」の両方を踏まえてオイルを選択するのは、難易度が高いので、本書では順を追って1つずつ解説していくことにしましょう。

図3-1 │ エッセンシャルオイルの選択指針

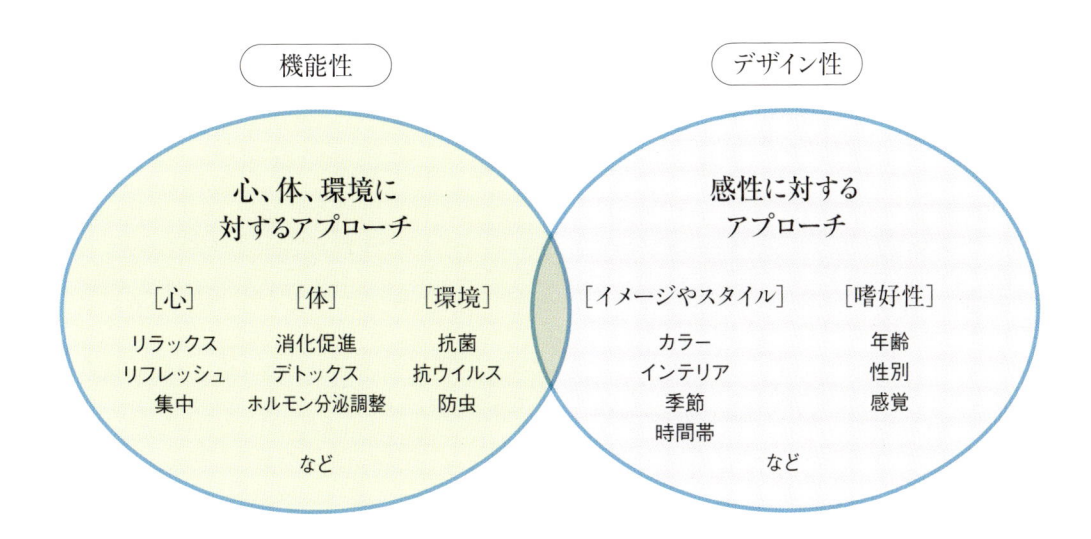

（機能性）

心、体、環境に
対するアプローチ

［心］　　［体］　　［環境］
リラックス　消化促進　抗菌
リフレッシュ　デトックス　抗ウイルス
集中　　ホルモン分泌調整　防虫

など

（デザイン性）

感性に対する
アプローチ

［イメージやスタイル］　［嗜好性］
カラー　　　　年齢
インテリア　　性別
季節　　　　　感覚
時間帯

など

エッセンシャルオイルの機能性

まずはエッセンシャルオイルの機能性の根拠として、オイルがもつ機能について61ページの図3-2を使って見ていくことにします。

オイルは、原料に含まれる成分に応じて、機能が変わります。

それは大きく2つに分類され、1つは心や体に働きかけるもの、もうひとつは環境改善に効果を発揮するものです。まずは心と体に働きかけるオイルを見ていきましょう。

心身に影響を与えるエッセンシャルオイルの機能には、「鎮静」「抗ストレス」「強壮」「ホルモン分泌調整」「頭脳明晰」「消化促進」などが挙げられますが、これらはすべて、原料となる植物に含まれる成分によって機能を発揮します。

例えば、エッセンシャルオイルの中でも高い人気を誇るラベンダーは、さまざまな成分が含まれているため、期待できる機能も数多くあることで知られています。主要成分は「リナロール」と「酢酸リナリル」で、いずれも高い鎮静作用が

│ 生活空間にアロマを取り入れる │ Lesson 3 │ 59

期待できるのが特徴です。

　ラベンダー以外では、ベルガモットやプチグレンも、リナロールと酢酸リナリルを多く含むオイルです。

　また、ペパーミントに含まれる「メントール」という成分には、人の冷感受容体に働きかけ、体感温度を下げる機能があります。夏場によく使われる制汗剤に、ペパーミントの香りが使われていたり、メントールが配合されているのは、こうした働きを期待しているのです。

　次に、図3-2の下側、環境に効果を発揮するオイルを見ていきましょう。

　例えば、ヒノキやパイン、ホワイトサイプレスなどのウッドのオイルには、「α-ピネン」という成分が含まれており、森林浴をしているような清涼感をもたらすと同時に、「抗菌」「強壮」も期待できます。

　このほか、ユーカリやローズマリーに含まれる「1.8-シネオール」という成分には、「抗菌」「抗ウイルス」などの機能があることから、風邪やインフルエンザ、喉や鼻の不調、花粉症の改善など、呼吸器系のトラブルに対して有効とされています。風邪の引き始めや、免疫力をアップしたいときに使うと役立ちます。

　62ページの図3-3は、空間に求められる状況ごとに、必要な機能と香りの成分、その成分を含んだオイルの組み合わせをまとめたものです。空間に必要な機能性を考えながらオイルを選ぶ流れがわかります。

　リラックスしたい、空気を清浄したいなど空間に求める状況によって、どのオイルを用いるとよいのかを、それぞれのオイルに含まれる成分と機能も含めて理解できるようになることが大切です。そうすれば、私たちは天然のオイルを、単なるイメージやスタイルだけではなく、機能も踏まえて科学的に捉えることができるようになるのです。

エッセンシャルオイル選択時の3つのポイント

　それでは、実際に生活空間でエッセンシャルオイルを使用するときの、香りの選び方を学んでいきましょう（図3-4）。

　オイルの選択には、まず、空間がもつ特性や目的に応じて、香りの「機能性」と「デザイン性」のどちらをメインに考えるかを決める必要があります。機能性で選ぶ際には、心や体、環境にもたらす効果を基準にして選びます。また、デザイン性で選ぶ際には、イメージやスタイルを重視しましょう。

　続いて重要なのが、その空間に滞在する人の嗜好に合わせて、香りを選ぶこと

図3-2 | エッセンシャルオイルの機能

心・体	機能	エッセンシャルオイル
鎮静	神経系の働きを鎮め、心と体をリラックスさせる	カモミール・ローマン、サンダルウッド、ホーウッド、マジョラム・スイート、ラベンダーなど
抗ストレス	不安や憂鬱を和らげ、気分を高める	イランイラン、オレンジ・スイート、ゼラニウム、プチグレン、ベルガモットなど
強壮	体の各部や全身の働きを活性化したり強化する	グレープフルーツ、ジュニパーベリー、パイン、レモングラス、ローズマリーなど
ホルモン分泌調整	ホルモン分泌のバランスを調整する	イランイラン、ゼラニウム、ローズ・アブソリュートなど
頭脳明晰	頭脳を刺激して働きを高める	ティートリー、ペパーミント、ユーカリ、ローズマリーなど
消化促進	消化器官の働きを助ける	オレンジ・スイート、グレープフルーツ、ペパーミント、レモンなど

環境	機能	エッセンシャルオイル
抗菌	細菌の増殖を抑える	ティートリー、ヒノキ、ペパーミント、ユーカリ、ラベンダーなど
抗ウイルス	ウイルスの増殖を抑える	ティートリー、ペパーミント、ユーカリなど
防虫	虫を寄せ付けない	ゼラニウム、ヒノキ、レモングラス、ローズマリー
消臭	においを抑える	ペパーミント、ユーカリ、ローズマリーなど

図3-3 | 求められる状況に適したエッセンシャルオイルの例

求められる状況	機能	成分	エッセンシャルオイル
リラックス 落ち着き	鎮静 抗ストレス	リナロール	ベルガモット、ホーウッド、ラベンダー など
		酢酸リナリル	プチグレン、ベルガモット、ラベンダー など
リフレッシュ 集中力アップ	覚醒 頭脳明晰	カンファー	ローズマリーなど
		メントール	ペパーミントなど
空気清浄 清涼感	抗菌 抗ウイルス	1,8-シネオール	ティートリー、ペパーミント、ユーカリ など
		α-ピネン	パイン、ホワイトサイプレス、ユーカリ など

です。

例えば、家の中でも寝室や書斎など限られた人しか利用しない部屋は、プライベートな空間といえます。ここでは、滞在する人の嗜好をより強く反映した個性的な香りや、複雑な香りのオイルを選んでも差し支えはありません。

一方、リビングやダイニングなど、複数の人が利用する場所は共有性があり、家の中でもパブリック性が高い空間といえるでしょう。このような場所では、嗜好性の低い香りを選択することが大切になってきます。例えば、オレンジ・スイートやグレープフルーツといったシトラスや、ローズマリーやペパーミントなどのハーバルの香りは、日常生活で触れる機会が多いため、誰でも親しみやすく、家の中でのパブリック空間に適した香りといっていいでしょう。

また、季節や時間帯などの環境によっ

図3-4 エッセンシャルオイルを選ぶ3つのポイント

導入目的	嗜好性	環境
香りの機能性 →エッセンシャルオイルの機能 香りのデザイン性 →カラー、インテリアスタイルなど	プライベート空間 ・個人的な要望に合わせる ・嗜好性の高い香りでも問題ない パブリック空間 ・公共性の高い場所ほど、嗜好性の低い香りを選択	利用者 季節 時間帯 地域性

て香りを変えるアプローチもあります。

例えば、1年の中では冬場は温かみがあり甘い香り、夏場はスッキリとした香りを。1日の時間帯に着目するなら、朝は活動的でリフレッシュできる香り、1日の疲れがたまる夜には、リラックスできる香りをといった具合で、同じ空間でも季節や時間帯によって香りを変化させることで、空間に表情をもたせ、快適に演出することができます。

季節や時間帯を考慮したオイルの選び方についてはLesson 4で詳しく取り上げます。

部屋の役割に適した香りを選ぶ

家の中でも部屋ごとに機能や役割があるのはご存じでしょうか。

例えば、寝室やリビングはリラックスや落ち着き、書斎や勉強部屋では、作業効率を高めるために集中力アップや効率の向上という具合に、部屋によって求められる機能や役割は大きく異なります。

そのため、寝室と書斎では、香りの演出も変える必要があります。まずはどの空間に、どのような役割が求められているのかを明確にした上で、香りを選んでいきましょう。

ある家庭の間取り図を用いて、それぞれの部屋の役割を整理し、適した香りを導いていくことにします（図3-5）。

家の間取りは、パブリック性の高い空間と、プライベートで使う空間に分けて見ていきます。

家の中のパブリック空間

家の中のパブリック空間には、家族など複数人が共有して使用する「玄関」「キッチン」「パウダールーム」、家族が集まってともに過ごす「リビング」「ダイニング」「和室」、来客時にはお客さまをお通ししておもてなしすることもあります。

玄関

玄関は、毎日家族が出入りしたり、来客を出迎えたりする空間です。また、その家の顔としての役割もあるため、たえず気持ちが明るくなるような、元気の出る香りで整えておきたい場所です。

ベルガモットなどのシトラスの香りは、明るく清々しい気持ちになれるので、朝、仕事や学校へ行く前に必ず通る玄関の香りとして最適です。

また、シューズクローゼットがある場所でもあるので、においが気になる場合には、ペパーミントやユーカリ、パイン、ホワイトサイプレスといった消臭や抗菌作用がある清潔感のある香りも適しています。

玄関に適したオイルの例

パイン、ペパーミント、ベルガモット、ホワイトサイプレス、ユーカリ

リビング

リビングは、家族が家にいる時間の大半を過ごす滞在型の場所であるため、居心地がよいリラックスできる空間にしたいもの。華やかすぎて気疲れしないように、自然になじみやすい香りを選びましょう。

こうしたくつろぎの空間に選ぶ香りと

図3-5 | 生活空間を彩るエッセンシャルオイルの例

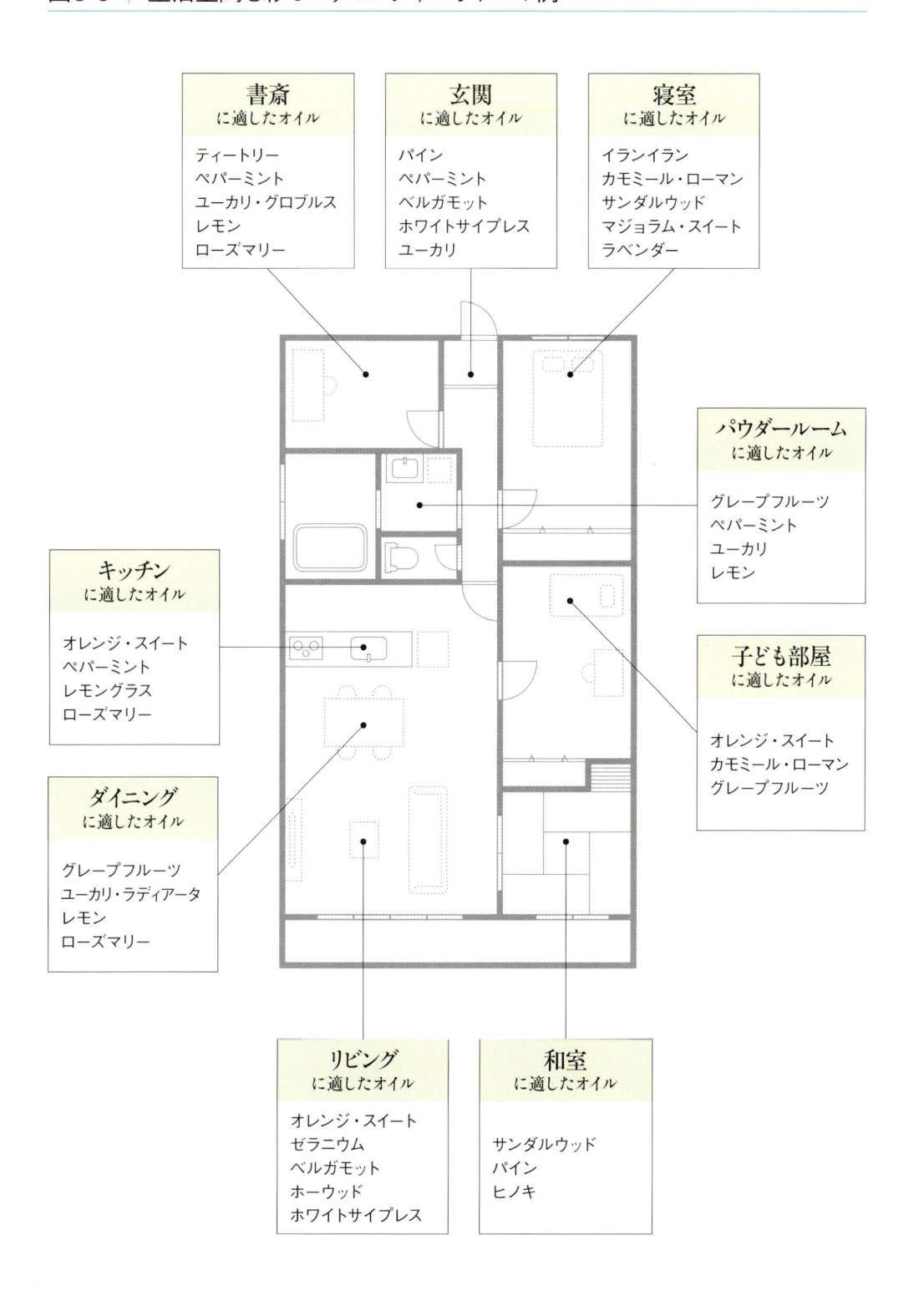

書斎に適したオイル
- ティートリー
- ペパーミント
- ユーカリ・グロブルス
- レモン
- ローズマリー

玄関に適したオイル
- パイン
- ペパーミント
- ベルガモット
- ホワイトサイプレス
- ユーカリ

寝室に適したオイル
- イランイラン
- カモミール・ローマン
- サンダルウッド
- マジョラム・スイート
- ラベンダー

パウダールームに適したオイル
- グレープフルーツ
- ペパーミント
- ユーカリ
- レモン

キッチンに適したオイル
- オレンジ・スイート
- ペパーミント
- レモングラス
- ローズマリー

子ども部屋に適したオイル
- オレンジ・スイート
- カモミール・ローマン
- グレープフルーツ

ダイニングに適したオイル
- グレープフルーツ
- ユーカリ・ラディアータ
- レモン
- ローズマリー

リビングに適したオイル
- オレンジ・スイート
- ゼラニウム
- ベルガモット
- ホーウッド
- ホワイトサイプレス

和室に適したオイル
- サンダルウッド
- パイン
- ヒノキ

部屋の役割に適した香りを選ぶ

しては、個人の嗜好性によって好みが分かれにくいオレンジ・スイートやベルガモットといったシトラスの香りのほか、ホワイトサイプレスなどのウッドの香りも森林浴をしているような爽やかな印象になります。

また、来客があるときは、お客さまや友人などが集まる空間となります。お客さまをもてなすときには、ゼラニウムやホーウッドなどを選ぶと空間に華やぎや明るさを演出できます。

ワンランク上のおもてなしを目指すなら、お見えになるお客さまの好みを考えながら、香りを変える工夫をしてもいいでしょう。

リビングに適したオイルの例
オレンジ・スイート、ゼラニウム、ベルガモット、ホーウッド、ホワイトサイプレス

ダイニング

ダイニングは家族全員が集まり、食事をしながら、コミュニケーションを取る場所。おそらく家の中で最も活気にあふれた場所なのではないでしょうか。

ここでは、食事や会話の邪魔にならず、空間にうまく溶け込むような香りを選びましょう。ローズマリーは食事との親和性も高く、空間にもよくなじみます。

レモンやグレープフルーツなどのシトラスの香りは、消化促進も期待できます。なかでもレモンは抗菌作用があることでも知られています。古くから料理に添えるなどして、食卓にも登場し、爽やかな香りで食卓を彩ってきました。

ダイニングに適したオイルの例
グレープフルーツ、ユーカリ・ラディアータ、レモン、ローズマリー

キッチン

キッチンにはその日の食事に使う食材やスパイスが並んでいたり、調理中の料理のおいしそうな香りが漂ったりと幸せを感じる空間です。

一方で、シンクや生ゴミのにおいも発生する場所で、抗菌や空気清浄の機能があるオレンジ・スイートやペパーミントなどの香りが空間の快適性を高めます。

水回りも備えているため、ディフューザーは電源や熱が必要なものではなく、自然蒸散型のディフューザーの使用が適した場所です。

オイルの代わりにハーブの鉢植えを置いて料理にも活用するなどしながら、キッチンに植物の香りをダイレクトに漂わせるのもいいでしょう。ハーブの葉を2、3枚摘み取ってちぎり、直接、においが気になる排水溝などに入れても、香りの効果が得られます。

キッチンに適したオイルの例
オレンジ・スイート、ペパーミント、レモングラス、ローズマリー

パウダールーム（洗面所、トイレ）

パウダールームは、家の中で最も高温多湿になり、カビや細菌が発生しやすい場所です。また、マンションでは窓のない間取りの家も多く、どうしても、においがこもりがちになります。そこで、清潔感のあるすっきりとした香りを使って空間を整えていきましょう。

パウダールームに合うのは、消臭、抗菌作用があるペパーミントやユーカリ、レモンなど、清潔感のあるすっきりとした香りです。これらを使って常にキレイな空気で満たしましょう。

パウダールームに適したオイルの例
グレープフルーツ、ペパーミント、ユーカリ、レモン

和室

最近は和室を備えない家もずいぶん増えてきましたが、畳の部屋は日本独自の文化を感じられる空間であり、年配の方はもちろん、若い方にとっても心身ともに落ち着きを感じることができる場所ではないでしょうか。

和風の空間には、ウッドの香りがよく合います。パインやヒノキ、サンダルウッドなどを選ぶと、和の空間に調和し、さらなる落ち着きをもたらすことができます。

なかでも、サンダルウッドは別名「白檀（こうぼく）」とも呼ばれ、古くから香木（芳香をもつ木）として知られ、お寺の宗教儀式に使われたり、数珠や扇子の原料として活用されてきた歴史があります。日本人にとっては非常になじみ深い香りです。

こうした和の雰囲気を感じさせる香りに加えて、ユズやヒバ、カボスなど日本由来の植物を原料としたオイルを使用すると、空間に柔らかな印象を添えることができます。

和室に適したオイルの例
サンダルウッド、パイン、ヒノキ

家の中のプライベート空間

家の中のプライベート空間には、限られた人が目的をもって使う「寝室」「書斎」「子ども部屋」などがあります。

寝室

寝室は、文字通り寝るための部屋です。ぐっすりと深い眠りにつくために、1日の疲れや心の緊張を解いて、眠る前

部屋の役割に適した香を選ぶ

のひとときをリラックスして過ごせる空間であることが求められます。気持ちを落ち着かせることができる鎮静や安眠の機能がある香りを選ぶとよいでしょう。

ラベンダーやサンダルウッド、イランイラン、カモミール・ローマン、マジョラム・スイートなどは、副交感神経の働きを高めて心を鎮めます。リラックスをもたらし、心地よい眠りへと誘うことから、寝室での利用に適しています。

リラックス作用のあるオイルは、多くの種類があり、どれを選ぶか迷うことがあるかもしれません。寝室はとてもプライベートな空間なので、まずは、滞在する人が「いい香りだ」「この香りが好きだな」と感じるものを選びましょう。好きな香りに包まれることで、リラックスの効果はよりいっそう高まります。

寝室に適したオイルの例
イランイラン、カモミール・ローマン、サンダルウッド、マジョラム・スイート、ラベンダー

書斎

書斎は、主に仕事や読書をしたり、集中して作業をしたいときに過ごすプライベートな空間です。そこでは、心はリラックスしながらも、頭をクリアーにして作業に集中したり、記憶力や作業効率を高める働きのある香りを選ぶといいでしょう。

おすすめは、集中力や記憶力を高めるとされるローズマリーや、頭をシャキッとさせる頭脳明晰の機能があるペパーミントです。

歴史を遡ると、古くギリシャ・ローマ時代からローズマリーの機能は知られており、学問を志す学生は、勉強する際に花冠を頭上に載せて勉強したとの逸話が残っているほどです。

書斎に適したオイルの例
ティートリー、ペパーミント、ユーカリ・グロブルス、レモン、ローズマリー

子ども部屋

小さい子どもは嗅覚の機能がまだ成熟していないため、香りが嗅覚に強く作用したり、香りの種類によっては不快に感じることがあります。そのため、大人向けの空間演出とは分けて考える必要があります。香りの作用が穏やかで、明るい気分で過ごせるような香りを選ぶといいでしょう。

オレンジ・スイートやグレープフルーツ、カモミール・ローマンなどのオイルは、親しみやすく、空間にもなじみやすいので小さい子どもにも安心です。

特にカモミール・ローマンはりんごのような甘い香りが特徴で、安眠、抗スト

レスや、鎮静、抗菌など多岐にわたる機能があります。とても穏やかに作用することから「母なる精油」ともいわれています。

子ども部屋に適したオイルの例
オレンジ・スイート、カモミール・ローマン、グレープフルーツ

　このように私たちが生活する家全体を間取り単位で見ていくと、部屋ごとに空間の機能や役割がはっきりと分かれていることに気づきます。これは、部屋の機能や役割ごとに適したオイルを知っておけば、香りの機能性を十分に活用した、合理的な空間デザインができるようになるということでもあります。
　ぜひ、皆さんも毎日の暮らしの中に、天然のエッセンシャルオイルの機能を取り入れて、香りで生活空間をより豊かで心地よいものにしていきましょう。

ディフューザーのタイプと特徴

　香りを空間に広げ、楽しむことを芳香浴といいます。ティッシュペーパーにエッセンシャルオイルをたらして香りを嗅ぐだけの簡単な方法もありますが、アロマ専用の機器であるディフューザーを使えば、香りを空間に、効率的に拡散させることができます。

　ディフューザーにはさまざまな種類があり、大きく2つのタイプに分けることができます。1つは熱を使わずに香りを拡散させるタイプで、もうひとつは火や電気などの熱でオイルを温めて香りを拡散させるタイプです。

　ここでは、主にパーソナル空間で使用するディフューザーについて、タイプごとに代表的な形式を例に、それぞれの特徴を学びましょう。

熱を使わないディフューザー

　熱を使わないタイプのディフューザーは、熱で温められたことによる香り成分の変質がなく、香りの揮発の仕方が安定しているのが特徴です。小さい子どもやペットがいる家庭でも安心・安全に使用できるため、近年はこのタイプが主流になっています。

　香りを拡散させる方法ごとに、それぞれの特徴と、どのようなディフューザーがあるかを見てきましょう。

自然蒸散式ディフューザー

　オイルを受け皿となるものにたらし、自然に揮発する香りを楽しむディフューザー。受け皿には複数の素材が使われ、小型で手軽に使えるものが多い半面、香りの持続力や拡散力は弱いという側面もあります。

　この方式のディフューザーは多くの種類の商品があるので、それぞれ一般的な仕様のものを見ていきましょう。

ストーンディフューザー

　オイルの原液を直接しみ込ませるための石で、素焼きのものや石膏でつくられたものなど、多くの種類があります。オイルを数滴たらすとほのかに香りが拡散し、アロマ初心者でも手軽に楽しむことができます。

　自然に香りが広がりますが、拡散能力が弱いので、仕事や勉強中に机の上で使用したり、寝る前に枕元で使用したりと、シーンに合わせた使い方がおすすめです。

価格帯　1,000円程度
拡散できる空間の広さ　2～3畳程度
使用オイル　原液
濃度調整　不可

［パーソナル空間で使用する］熱を使わないディフューザー

［自然蒸散式ディフューザー］

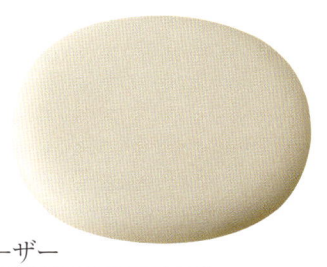

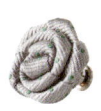

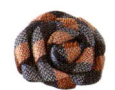

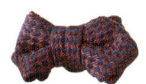

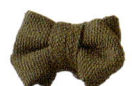

ストーンディフューザー

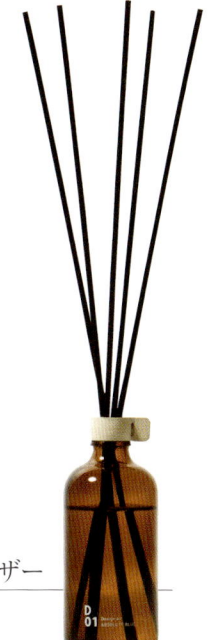

■トコナメ
問い合わせ先／アットアロマ

スティックディフューザー

■スティックディフューザー
問い合わせ先／アットアロマ

ピンディフューザー

■アロマピンズ
問い合わせ先／アットアロマ

※ディフューザーの写真は各形式の一例です。

| 生活空間にアロマを取り入れる | Lesson 3

ディフューザーのタイプと特徴

スティックディフューザー

　木やナイロンなどでつくられたスティックにオイルを吸い上げ、スティックの表面から空気中に香りを拡散させるディフューザー。部屋の大きさや環境によって、スティックの本数を調整することで、香りの強弱を調整できるメリットがあります。置き場所を選ばず、一定期間、継続して使用可能なため、玄関やパウダールームなどでよく使われます。

価格帯　2,000〜8,000円
拡散できる空間の広さ　6〜8畳程度
使用オイル　専用液
濃度調整　可

ピンディフューザー

　洋服の胸元や首元につけられるピンバッチなどのアクセサリータイプのディフューザー。好みのオイルを数滴たらして使います。香水のような感覚で、気分やファッションに合わせて香りを持ち歩いて、手軽に楽しむことができるのが特徴。外出中にも香りを身の回りで楽しみたいときに効果的です。

価格帯　1,500〜3,000円
拡散できる空間の広さ　身の回り
使用オイル　原液
濃度調整　不可

ファン式ディフューザー

　パッドにしみ込ませたオイルに、内蔵したファンで風を送り、香りを広げるディフューザー。少量のオイルで利用できるほか、小型のものが多いため扱いやすく、置き場所を選ばず使えるのがメリット。

　一方、香りの強さが時間の経過とともに弱まったり、静かな室内で使用すると、ファンの作動音が気になる場合もあります。

価格帯　1,500〜5,000円
拡散できる空間の広さ　3〜5畳
使用オイル　原液
濃度調整　若干可
電源　電池、AC100V、USB

超音波式ディフューザー

　オイルを加えた水を超音波の振動によって霧化粒子にして香りを拡散させるディフューザー。少量のオイルで使用することができます。また、広がる霧による視覚的な癒やし効果や加湿の効果も得られます。

　ただし、水を使用するため、雑菌が繁殖しやすいので、こまめなお手入れが必要です。

［パーソナル空間で使用する］熱を使わないディフューザー

［ファン式ディフューザー］

■コウ
問い合わせ先／アットアロマ

［ネブライザー式ディフューザー］

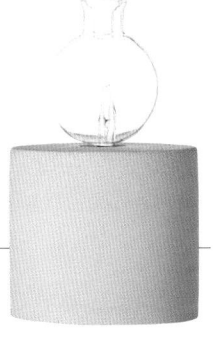

■オーブ
問い合わせ先／アットアロマ

［超音波式ディフューザー］

■超音波アロマディフューザー
問い合わせ先／無印良品

［ピエゾ式ディフューザー］

■ソロ
問い合わせ先／アットアロマ

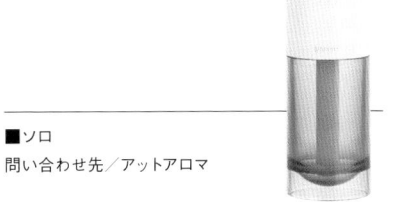

※ディフューザーの写真は各形式の一例です。

ディフューザーのタイプと特徴

価格帯　3,000〜10,000円
拡散できる空間の広さ　6〜10畳
使用オイル　原液＋水
濃度調整　若干可
電源　AC100V、USB

ネブライザー式ディフューザー

　圧縮空気によってオイルを微粒子状にし、香りを拡散させるディフューザー。拡散能力が高く、濃度設定やタイマー設定も可能で、香りを広い空間に均一に広げられるメリットがあります。

　一方、オイルの消費量が多く、機械の作動音が気になる場合も。また、設置は電源のとれる場所に限られる場合があり、粘度の高いオイルを使用したときは、機械の詰まりに注意が必要です。

価格帯　10,000円程度
拡散できる空間の広さ　30畳程度
使用オイル　原液
濃度調整　可
電源　AC100V、USB

ピエゾ式ディフューザー

　ピエゾ素子の振動によって、オイルを霧化させて、香りを拡散させるディフューザー。香り成分の揮発が安定していて、拡散能力が高いのが最大のメリット。30〜40畳ほどの広い空間にも香りを行き渡らせることが可能です。小型なものは置き場所を選ばず、作動音もしないため、さまざまな場所に対応できます。

　ただし、粘度の高いオイルは詰まりやすく、噴霧しにくくなることがあるため、ピエゾ式ディフューザー専用液を使用するか、エタノールでオイル原液の希釈が必要です。

価格帯　10,000円〜20,000円
拡散できる空間の広さ　30〜40畳
使用オイル　専用液、または原液＋エタノール
濃度調整　可
電源　電池、AC100V

熱を使うディフューザー

　熱を使うタイプのディフューザーは、シーンに合わせて気軽に使えるものが多く、比較的安価に求められるのが特徴です。アロマポットで使用するキャンドルの揺らぐ炎やランプの明かりから、安らぎや癒やしの効果が得られるのもポイントです。

　一方で、熱を使わないディフューザーに比べると、熱によってオイルの芳香成分が変質しやすく、香りの印象が変わることがあります。また、アロマポットなど火を使用するタイプは、取り扱いに十分な注意が必要です。

　それでは、ディフューザーの種類ごとに特徴を見てきましょう。

アロマポット

　オイルを加えた水をキャンドルの炎で温め、香りを広げるディフューザー。種類が豊富で、揺らぐ炎の視覚的効果が得られるのが利点です。また、小型のものが多く、電源がなくても設置できるメリットもあります。

　しかし、火災ややけどの危険性があるほか、長時間利用すると、オイルが焦げつくこともあります。

価格帯　800～3,000円
拡散できる空間の広さ　6～8畳程度
使用オイル　原液＋水
濃度調整　不可

アロマランプ

　電球の熱を利用して、オイルを温めて香りを拡散させるディフューザー。コード式と直接プラグ式の2タイプがあり、いずれも火を使わず、少量のオイルで使用できます。ライトの明かりの視覚的効果が得られるのも特徴です。

　ただし、設置は電源のある場所に限られること、香りの広がりが遅いので注意が必要です。

価格帯　1,500～3,000円
拡散できる空間の広さ　6～8畳程度
使用オイル　原液＋水
濃度調整　不可
電源　AC100V

ヒーター式車用ディフューザー

　シガーソケットからの熱源によって、パッドにしみ込ませたオイルを温めて、香りを拡散させるディフューザー。火を使わないので安全に使用できます。

　一方で、香りの濃度が時間経過とともに変化したり、すぐに香りが広がらないといった注意点もあります。

ディフューザーのタイプと特徴

価格帯　1,000〜4,000円
拡散できる空間の広さ　車内
使用オイル　原液
濃度調整　若干可
電源　シガーソケット

ヒーター式USB用ディフューザー

　パソコンに挿し込んだUSB端子からの熱源によって、パッドにしみ込ませたオイルを温めて、香りを拡散させるディフューザー。自分の周辺にだけ香りを広げることができるので、周りの人を気にせずに香りを楽しめます。

　その半面、使用場所が限られたり、香りの強さが時間経過によって変化することもあります。

価格帯　1,500円前後
拡散できる空間の広さ　身の回り
使用オイル　原液
濃度調整　若干可
電源　USB

　ここでは、主にパーソナル空間での使用に適したディフューザーを取り上げましたが、パブリック空間で香りを拡散させるためには、業務用に適した専用の機器が必要になります。

　業務用機器は、大容量のオイルを取り付けられ、細かなタイマーや濃度調整が容易にできるため、広い空間に向けた均一な拡散が可能です。環境や季節によっても香りの広がりなどに変化があるため、定期的なメンテナンスを行うことで、香り空間の質を保ち続けることができます。

※「価格帯」「拡散できる空間の広さ」「使用オイル」「濃度調整」「電源」は一般的な例で、ディフューザーごとに異なります。また、使用環境やオイルの種類によって、空間への香りの広がり方は異なります。

［パーソナル空間で使用する］熱を使うディフューザー

［アロマポット］

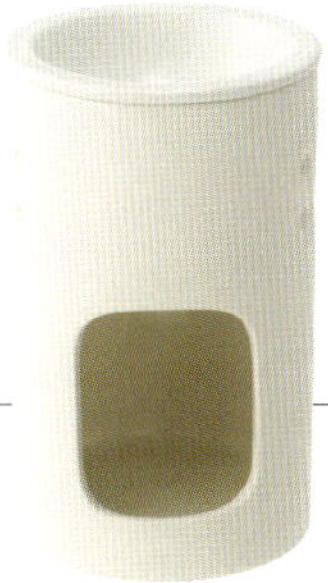

■アロマポット
問い合わせ先／無印良品

［アロマランプ］

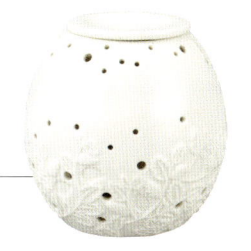

コード式アロマランプ

■アロマランプM ミント
問い合わせ先／生活の木

直接プラグ式アロマランプ

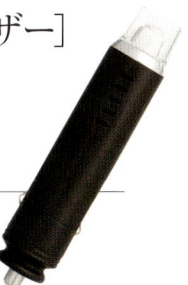

■アロマオールナイト ストライプ
問い合わせ先／生活の木

［ヒーター式ディフューザー］

車用ディフューザー

■ドライブタイム レザー
問い合わせ先／アットアロマ

USB用ディフューザー

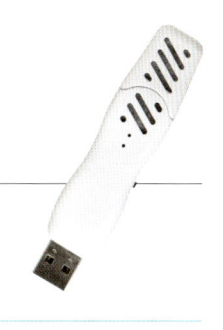

■USBアロマタイム
問い合わせ先／アットアロマ

※ディフューザーの写真は各形式の一例です。

Column 3 | Interview

快眠セラピスト、睡眠環境プランナー
三橋 美穂

香りで体内時計を整え睡眠環境の改善をサポート

　私が寝具メーカーを経て、快眠セラピストとして独立した10年以上前から、睡眠に関する悩みを抱える方がとても多くなっていると感じていました。「寝付けない」「熟睡できない」「寝ても疲れがとれない」など、眠りに関する悩みはさまざまです。

　私はその背景に、インターネットの普及があるのではないかと見ていました。以前は、家に帰ればオフの時間に切り替えられたのに、インターネットが普及するようになってからというもの、家でも仕事のメールをチェックしたり、ネットサーフィンを楽しんだりと、就寝直前までパソコンやスマートフォンのモニターを見ている人々が増えました。

　このような環境下では「さぁ、眠りに入ろう」と意識して自分を律することがなければ、家にいても仕事モードのまま、神経は緊張状態が続いてしまいます。家でうまくリラックスできなくなり、いつの間にか快適な睡眠がとれない人が増えてしまったのではないでしょうか。

　私はセラピストとして、これらの問題の解決には、入眠の直前だけ対処するのではなく、1日を通して体内時計を整えることがとても大切だと感じています。朝決まった時間に起きて、日中を活動的に過ごせば、夜には自ずと眠りに入ることができます。疲れがたまると、脳から「眠って体を休ませなさい」という指令が送り出されるためです。

　体内時計を整える上で頼りになるのが、香りや照明、音楽です。例えば、朝はペパーミントやレモン、ローズマリー、ユーカリといった爽やかなアロマと、小鳥のさえずりで気持ちよく目覚める。アロマディフューザーやオーディオのタイマーをセットしておけば、香りと音が目覚まし代わりになります。

　一方、夕方からは暖色系の照明で部屋を調光し、少しずつリラックスモードに移行します。そして入眠前にはバスルームやリビング、寝室にラベンダーやゼラニウム、オレンジ・スイートなどの香りを広げて、気分を落ち着かせる。さらに川のせせらぎなどの環境音楽を流すと、よりリラックスできるでしょう。

　なかでも、鎮静作用のあるアロマの香りを嗅ぐことは、副交感神経を高めて、睡眠モードへと頭を切り替えるのに効果的です。

　私は、これまでアットアロマと共同で、快眠空間をデザインするエッセンシャルオイルブレンドや、ルームミスト、入浴剤などのグッズを開発してきました。実際に使用した方から寝付きがよくなった、眠りの質がよくなったという声を多数いただいています。今後は眠りのアロマだけでなく、快適な目覚めで1日のスタートを切れるような、目覚めのアロマについても考えていきたいと思っています。

profile
寝具メーカーの研究開発部長を経て2003年に独立。現在は全国での講演活動や個人相談、執筆のほか、ベッドメーカーのコンサルティング、ホテルのコーディネート、快眠グッズのプロデュースなど、企業の睡眠関連事業にも携わる。著書に『睡眠メソッド100』（かんき出版）など多数。

Lesson 4

時の移り変わりをアロマで楽しむ

季節や時間帯に適した香りで演出する

　Lesson 3では、香りの「機能性」に着目し、生活空間の特性とエッセンシャルオイルの特性を関連付けて、香りで空間を演出する方法を学びました。

　Lesson 4からは、「デザイン性」の観点で、イメージやスタイル、嗜好性など人の「感性」にアプローチしながら香りで空間を演出する方法を学びます。

　イメージやスタイルといっても、図4-1にあるように、さまざまな指標があります。そこでLesson 4では、これらの指標の中から1日、1年といった「時間の経過」にフォーカスし、時の移り変わりと香りの関わりについて考えていきましょう。

| 図4-1 | エッセンシャルオイルの
デザイン性 |

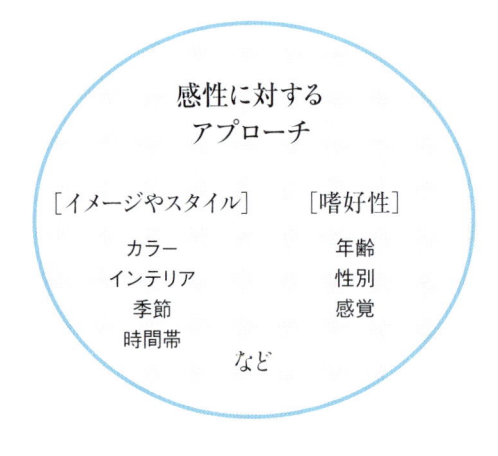

感性に対する
アプローチ

［イメージやスタイル］
カラー
インテリア
季節
時間帯

［嗜好性］
年齢
性別
感覚

など

季節感を香りで演出する

　生活空間に香りを取り入れる際の考え方にはいくつかありますが、前述のように、時間の経過に応じて、香りを変えることも1つの方法です。

　なぜなら、季節や時間帯によって、人の行動や精神状態は変わり、それに伴って、人が求める香りも自然と変化するからです。

　日本には四季があり、季節の移り変わりとともに気温や湿度といった外部環境は大きくさま変わりします。そこで、空間に求められる香りも季節によって変化していくのです。

　例えば、湿気が多くなる梅雨時から、厳しい暑さが続く夏にかけては、温かみのある甘い香りよりも、すっきりと清涼感のある香りが好まれる傾向にあります。

　反対に、寒さがこたえる冬には、ひんやりと感じられる香りよりも、温かみを感じられる香りが好まれます。

　冬から春に季節が巡り、寒さの中にも暖かい日差しを感じるようになったころに、春を思わせる華やかな香りを嗅げば、新しい季節の訪れをよりいっそう実感し、喜びを得ることができるでしょう。

　また、「花が咲き、新葉が芽吹く春」

「太陽の熱い日差しが照りつける夏」「しんみりと感傷的な気分になる秋」「寒さが厳しくなり、澄み切った空気を感じられる冬」というように、誰もが共通して思い描けるような春夏秋冬のイメージがあるのも日本ならではです。

四季折々の旬の食物を味わうのと同じように、季節のイメージに合わせた旬の香りで生活空間を演出することで、室内にいながら、季節感や四季の豊かさをいっそう感じることができるでしょう。

1日の時間の変化を香りで演出する

季節の移り変わりだけでなく、1日の中でも時間の経過とともに人を取り巻く環境は変わっていきます。

爽やかに目覚めて活力が湧いてくる朝、仕事で活動的に過ごす日中、そして、1日の疲れを癒やしながら、くつろぎの時間を過ごす夜というように、1日の中でも時間の流れとともに、人を取り巻く環境はもちろん、心身の状態にも変化が起こっているのです。

そこで、空間演出に求められる香りにも変化が必要になります。例えば、朝は気持ちよく1日のスタートを切れるような、明るく爽やかな香りが好まれます。一方で、1日の終わりを迎えた夜には、ぐっすり眠って明日へのパワーを養えるように、リラックスできる香りが好まれます。

朝、昼、夜、それぞれの時間帯にふさわしい香りを使い分けて、空間を演出することで、生活に適度なリズムをつけて、心身ともに快適に生活を送ることができるようになるでしょう。

このように、季節や1日の時間帯を踏まえて香りを選べば、日々の暮らしはより快適になり、また、感性豊かな空間を演出することができるのです。

では、季節ごと、時間ごとにどのような香りを選ぶといいのでしょうか。次ページからは実際に、四季と1日の時間帯に合わせたエッセンシャルオイルの選び方を学んでいきましょう。

季節や時間帯に適した香りで演出する

春
華やかで、フレッシュな香りを選ぶ

　春と聞くと、花々が咲き乱れるうららかな光景を思い浮かべる方も多いのではないでしょうか。

　こうしたイメージの通り、春にはさまざまな花が咲いたり、伸びゆく新芽を見て生命の息吹を感じたりと、心浮き立つ情景が日本人の心に息づいています。また、ひな祭り、お花見など昔から日本で行われてきた華やぎのある行事も春を彩ります。

　そんな華やかなイメージに合わせて、エッセンシャルオイルを選ぶならば、カモミール・ローマンやゼラニウム、ローズ・アブソリュートといった甘く優雅な花の香りがおすすめです。

　爽やかさや新鮮さをイメージさせる軽やかな香りなら、若葉のように爽やかで、フレッシュさを連想させるローズマリーやプチグレンなども春のイメージに合っているといえるでしょう。

　一方で、春といえば花粉症に悩まされたり、季節の変わり目で風邪をひいたりと、体調が不安定になりやすい季節でもあります。そうした点に注目するなら、エッセンシャルオイルのデザイン性だけでなく機能性も加味してオイルを選択することもできます。

　例えば、抗ストレス作用のあるゼラニウム、プチグレンや、抗菌、抗ウイルス作用に優れたユーカリ・ラディアータというように機能面も考慮した香りを取り入れることで、春らしさに加えて新生活の不安や緊張を和らげたり、花粉症などの症状の緩和も期待できます。

春に適したエッセンシャルオイルの例

カモミール・ローマン／ゼラニウム／プチグレン／ローズ・アブソリュート
イランイラン／グレープフルーツ／パイン／ユーカリ・ラディアータ／ラベンダー／ローズマリー

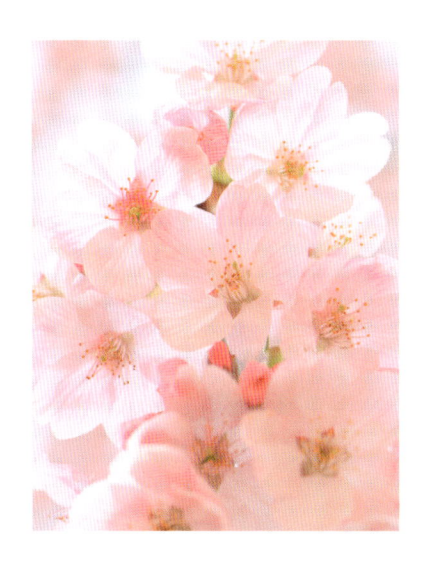

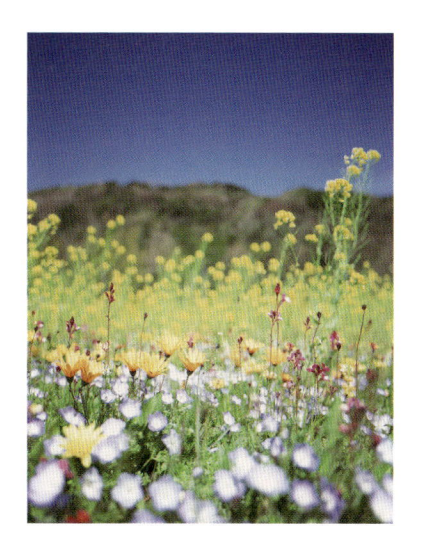

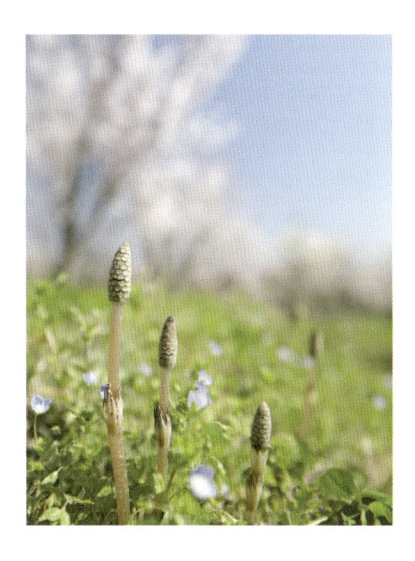

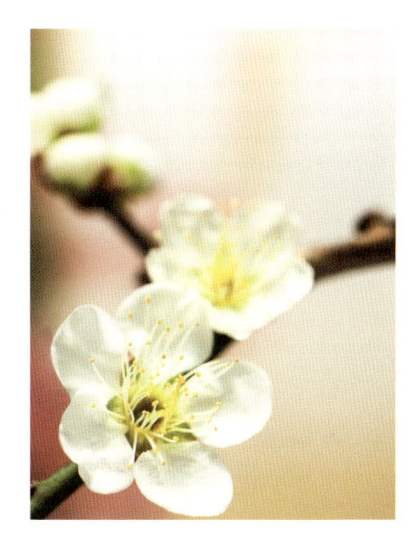

時の移り変わりをアロマで楽しむ　Lesson 4

季節や時間帯に適した香りで演出する

夏
クリーンで、清涼感のある香りを選ぶ

　七夕や夏祭り、花火大会など、屋外で行われる開放的な行事が増える夏。夏休み中の海や川でのレジャーや照りつける日差しなど、活動的な季節のイメージがあります。

　キラキラとした日差しや、まばゆい輝きが印象的な季節ですが、その半面、強い日差しや暑さがこたえる季節でもあります。

　こうした厳しい夏を快適に乗り切るためには、クリーンな印象のシトラスやハーバルの香りを中心に選ぶといいでしょう。

　例えば、清涼感や爽快感のあるペパーミントやユーカリ・グロブルスなどは、夏の不快感を吹き飛ばすのにピッタリです。単品で使用するには夏向きではないフローラルやウッドの濃厚な香りでも、これらとうまく組み合わせることで清潔感やクリアーな印象が加わり、夏の時期にも楽しむことができます。

　ほかにもレモンやローズマリー、ホワイトサイプレス、グレープフルーツなどの香りは清々しく、清潔感もあるので、気分をリフレッシュしたいときにおすすめです。

　加えて夏は、気温の上昇や湿度の高さなどによる消臭対策も必要な季節です。そこで、機能面をプラスして考える場合には、消臭作用があるペパーミントや、空気清浄作用があるユーカリ・グロブルス、ホワイトサイプレスといった香りを選ぶと効果的です。そのほか、レモンに似た清涼感に、力強さが加わったようなレモングラスは、蚊などの虫除けが期待でき、夏のアウトドアシーンで活用できます。

夏に適したエッセンシャルオイルの例

ペパーミント／ユーカリ・グロブルス／レモン
グレープフルーツ／ティートリー／ホワイトサイプレス／レモングラス／ローズマリー

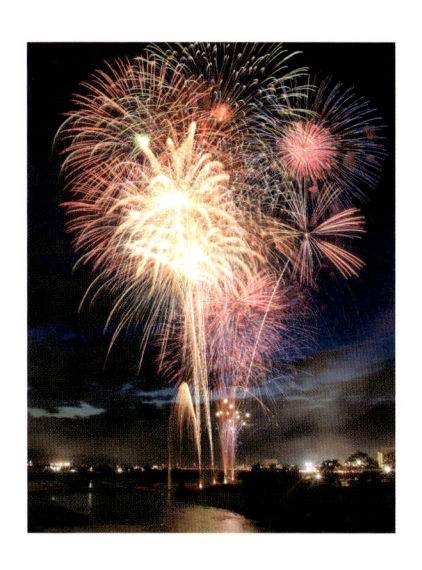

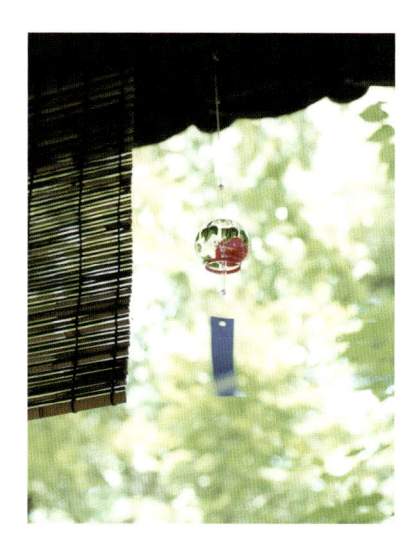

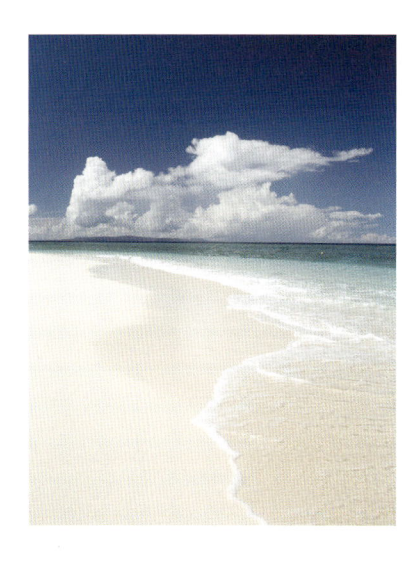

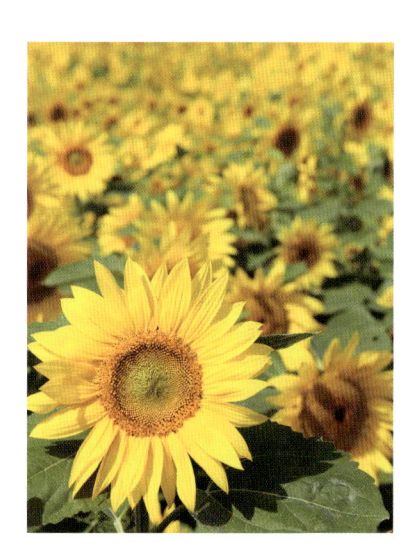

時の移り変わりをアロマで楽しむ | Lesson 4

季節や時間帯に適した香りで演出する

秋

穏やかで、上品な香りを選ぶ

　虫の音が聞こえ、紅葉狩りやお月見といったしっとりとした風情を楽しむ秋。静寂や物思い（瞑想）にふけるなど、夜長を静かに過ごすイメージもあります。

　少しずつ寒さを感じるようになるこの季節は、温かみを感じさせるような穏やかで優しい香りを空間に取り入れることで、よりいっそう気分を落ち着かせてリラックスして過ごすことができます。

　この季節にリラックス感を得るためには、みずみずしいフレッシュな香りよりも、上品で芳醇な、程よい重さをもつ香りを選びましょう。例えばシトラスの中でも、ベルガモットやオレンジ・スイート、ウッドでは、ホーウッドやヒノキなどがおすすめです。

　また、気温や湿度の高い夏のシーンではあまり出番のなかったラベンダーやローズ・アブソリュートなどの華やかさや落ち着きのあるフローラルのオイルも季節の移り変わりとともに使うシーンが増えていくでしょう。

　このほか、夏から秋にかけて木々が徐々に色づいていく様子を表現するならマジョラム・スイート、暗さや静けさを表すならジュニパーベリーなど、秋の深まり具合に応じて香りの個性を生かし、オイルを替えていくのもよいでしょう。

　ジュニパーベリーは、夏の疲れを癒やすデトックスの機能も期待できます。

秋に適したエッセンシャルオイルの例

ベルガモット／ホーウッド／マジョラム・スイート
オレンジ・スイート／ジュニパーベリー／ヒノキ／ラベンダー／ローズ・アブソリュート

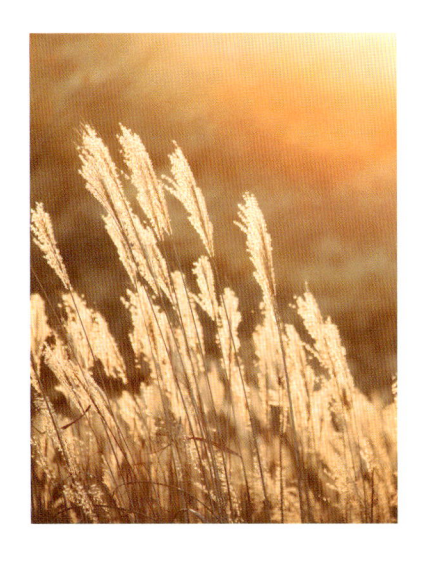

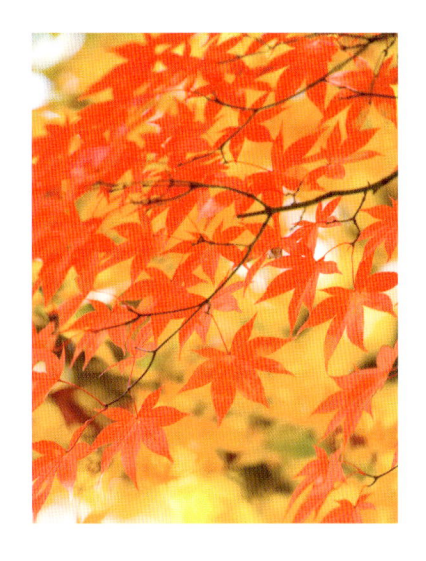

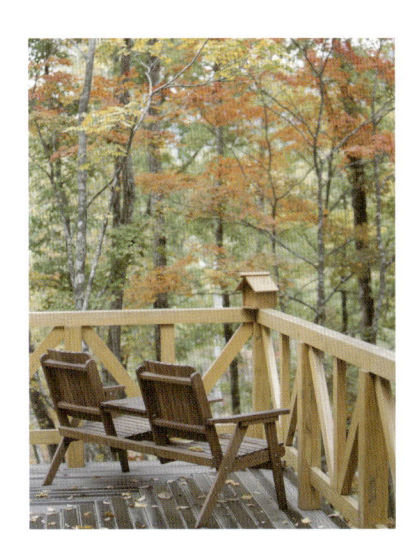

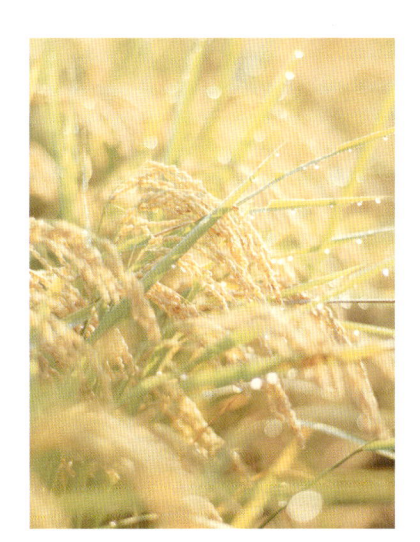

時の移り変わりをアロマで楽しむ | Lesson 4

季節や時間帯に適した香りで演出する

冬
重厚で、温かい香りを選ぶ

　クリスマスやお正月など年末年始の行事がにぎやかに、時にしめやかに行われる冬。それぞれの行事には、古くから特徴的な香りが用いられてきました。

　また冬は、暖房のきいた室内でぬくもりを感じながら過ごすような、部屋の中で過ごす時間が増える季節でもあります。香り演出には、温かみや重厚感を感じさせる香りをメインに据えるといいでしょう。

　冬のシーンを落ち着きや重厚感のある香りで彩るなら、サンダルウッドやバルサムのフランキンセンスがおすすめです。温かみや落ち着きを演出するには、イランイラン、ゼラニウムなどの濃厚なフローラルの香り、ホーウッドやオレンジ・スイートなどの甘い香りが生きてきます。

　クリスマスを香りで表現するには、温かみのあるオレンジ・スイートの香りにシナモンやクローブなどのスパイスの香りを合わせたり、フランキンセンスやミルラ、ベンゾインなど、古くから宗教儀式の薫香としても使われてきた歴史のある香りを用いるとよいでしょう。

　お正月を香りで表現するなら、和の雰囲気や静寂をもたらすようなヒノキ、ユーカリ、パインなどの香りがおすすめです。冬の澄んだ空気や、透明感を表現することができます。

　風邪などのウイルス性疾患が流行しだすこの季節には、オイルの機能性にも着目しましょう。ユーカリやティートリーは抗菌、抗ウイルス作用に優れていて、風邪やインフルエンザの予防としても広く活用されています。

冬に適したエッセンシャルオイルの例

オレンジ・スイート／サンダルウッド／フランキンセンス
イランイラン／カモミール・ローマン／ゼラニウム／パイン／ヒノキ／ホーウッド／ユーカリ

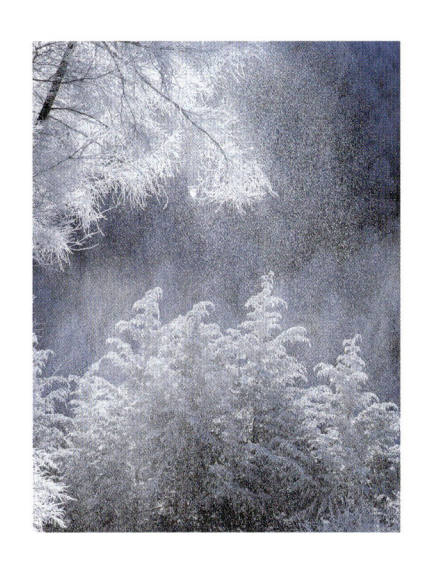

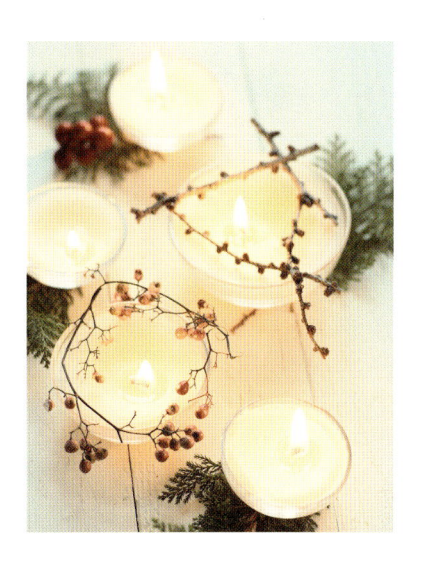

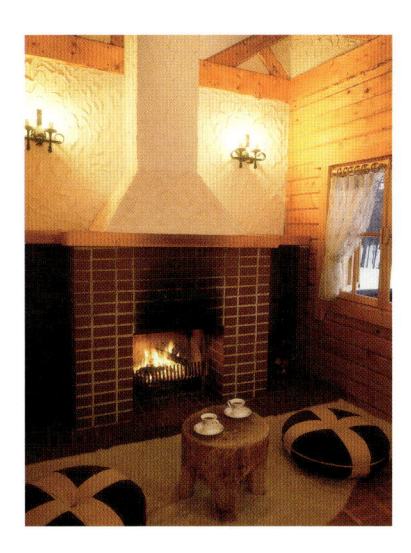

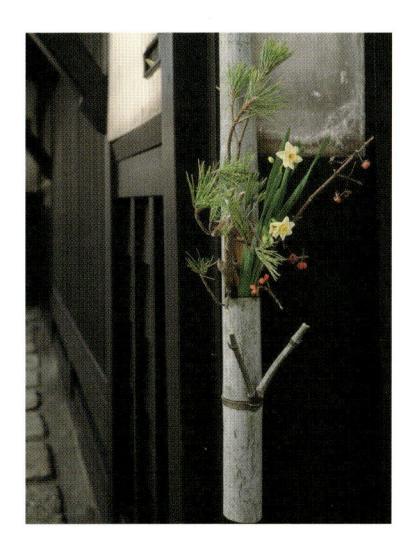

時の移り変わりをアロマで楽しむ | Lesson 4

季節や時間帯に適した香りで演出する

朝
爽やかで、明るい香りを選ぶ

　朝は日が昇り、新鮮な空気に満たされる輝いた時間です。起きたらすぐにベッドから出て、カーテンを開けて日の光を全身に浴びましょう。そして、清々しい森の中をイメージしながら深呼吸をすれば、心身ともにすっきり目覚めることができます。

　このような気持ちのよいシーンでは、目覚めをよくして、頭をシャキッとクリアーに整えてくれるペパーミントやローズマリー、ユーカリなどが最適です。

　すっきりと目を覚まして寝室を出たあとは、身支度を整えるパウダールームや、朝食をとったり、新聞に目を通したりして過ごすダイニングルーム、会社や学校へ出かける出発地点となる玄関などを自分や家族が行きかう、あわただしい朝のひとときが始まります。

　このようなときは、明るく爽やかなシトラスやハーバルの香りで、空気をフレッシュに整えましょう。レモンやグレープフルーツなど、清々しくなじみのよい香りがおすすめです。

　朝は1日の始まりです。明るく前向きに、気持ちよくスタートをきれる香り選びが大切です。

朝に適したエッセンシャルオイルの例

グレープフルーツ／ペパーミント／レモン
パイン／ユーカリ／ローズマリー

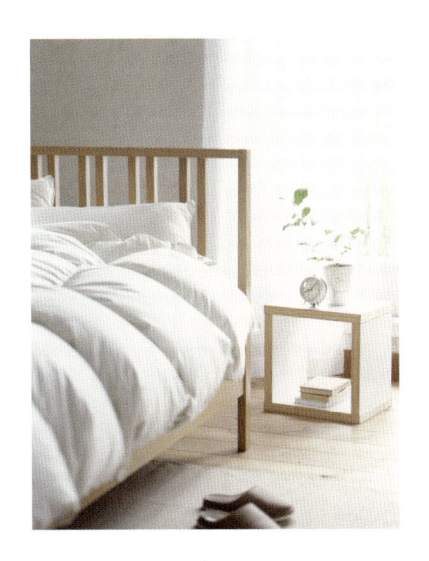

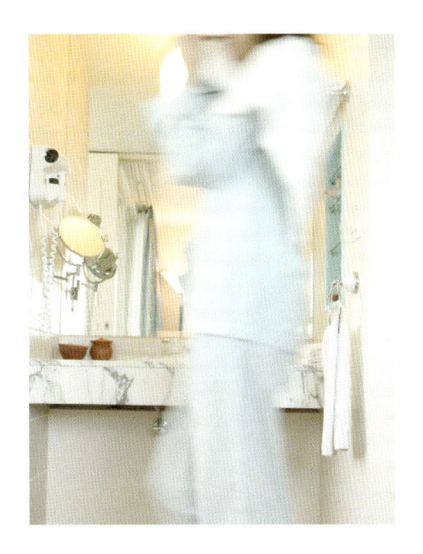

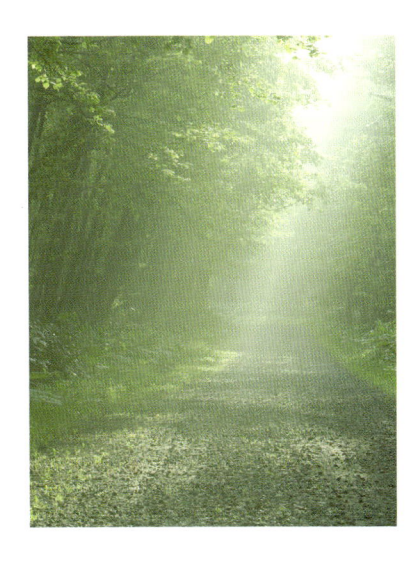

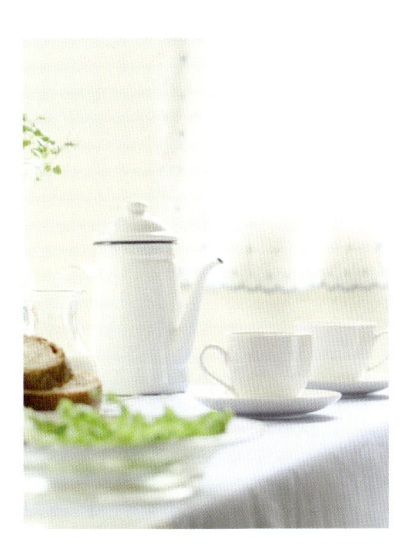

時の移り変わりをアロマで楽しむ | Lesson 4 | 91

季節や時間帯に適した香りで演出する

昼

明るく、アクティブな香りを選ぶ

　太陽が照り輝く、明るいイメージの昼間の時間。活動的な時間を過ごすためには、自分のライフスタイルに合わせた香りで、集中力を高めたり、心身のバランスを保つことが大切です。

　オフィスで日中を過ごす人には、仕事に打ち込みたいときに集中力を高めて、やる気をアップさせてくれるローズマリーやティートリーがおすすめです。また、レモンのような香りがするレモングラスも活動的な時間に最適です。

　そして、仕事の合間の休憩時間やリフレッシュスペースでのひとときには、ホワイトサイプレスやベルガモットの香りで、ほっと一息つきながら、すっきりと気持ちの切り替えを。

　一方、休日の日中に自宅でゆっくりとくつろいだ時間を過ごすなら、明るく朗らかな空間を演出し、程よく気分を落ち着かせてくれるオレンジ・スイートやプチグレン、ゼラニウムなどがおすすめです。

　日中の過ごし方は、職場で過ごす人や自宅で過ごす人によって、また、オンタイム・オフタイムの違いによって人それぞれです。いずれも、リラックスしすぎないような、適度に活動的な香りを選ぶといいでしょう。

昼に適したエッセンシャルオイルの例

オレンジ・スイート／ホワイトサイプレス／ローズマリー
ゼラニウム／ティートリー／プチグレン／ペパーミント／ベルガモット／レモングラス

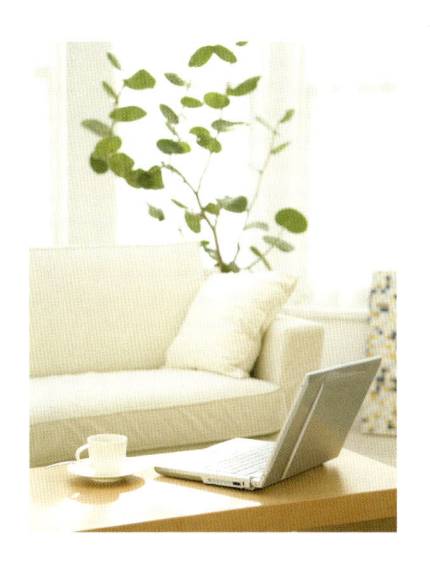

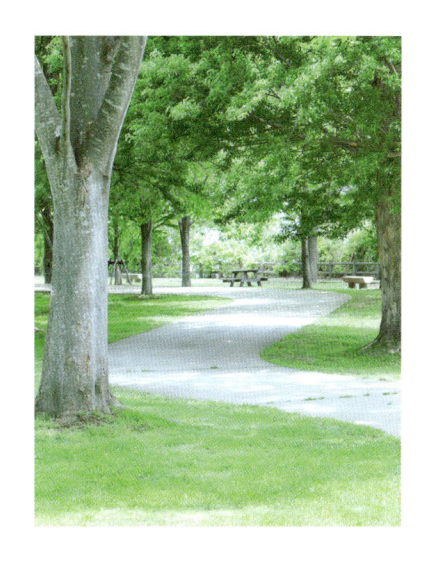

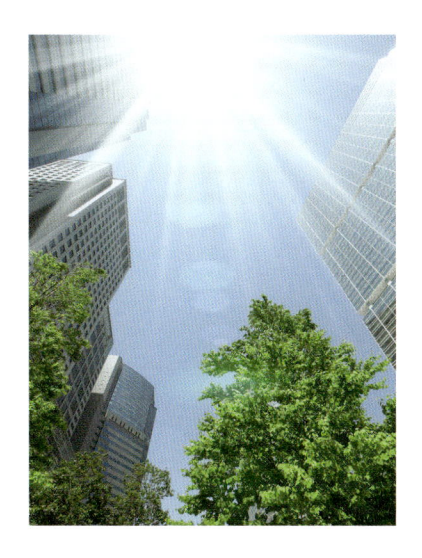

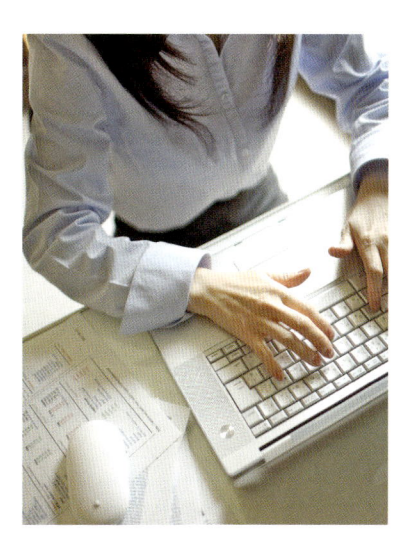

時の移り変わりをアロマで楽しむ | Lesson 4 | 93

季節や時間帯に適した香りで演出する

夜
安らかに、癒やされる香りを選ぶ

　日が暮れるとともに静寂な世界が広がる夜は、自宅で1日の疲れを癒やしながら静かなひとときを過ごす時間。良質な眠りへと穏やかに導いてくれるような、リラックスできる香りを選びましょう。

　ホーウッドやベルガモットの香りは、抗ストレスの機能があるため、くつろぎや安らぎを感じたい夜のオフタイムにおすすめです。穏やかに入眠するためには、家に帰ったらオンからオフに切り替えて日中の高ぶった神経を落ち着かせて、交感神経の働きを弱め、副交感神経を優位に切り替える必要があり、これらの香りが効果的です。

　心身の緊張を緩和させるマジョラム・スイートは、温かみや安心感をもたらし、眠れない夜やぐっすりと眠りたいときにおすすめです。就寝までのくつろぎの時間を過ごすリビングや、バスルーム、寝室などを演出すれば、徐々にリラックスして良質な睡眠を得ることができるでしょう。

　また、ラベンダーやサンダルウッド、イランイラン、ローズ・アブソリュートの香りは鎮静作用があり、心身に落ち着きをもたらします。眠りにつく少し前から寝室に香りを広げておくことがポイントです。

夜に適したエッセンシャルオイルの例

イランイラン／サンダルウッド／ラベンダー
カモミール・ローマン／ベルガモット／ホーウッド／マジョラム・スイート／ローズ・アブソリュート

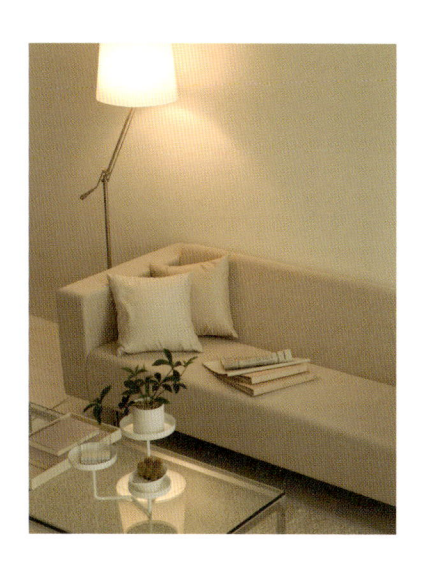

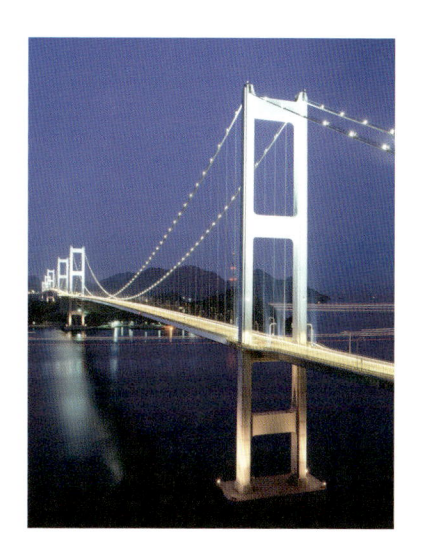

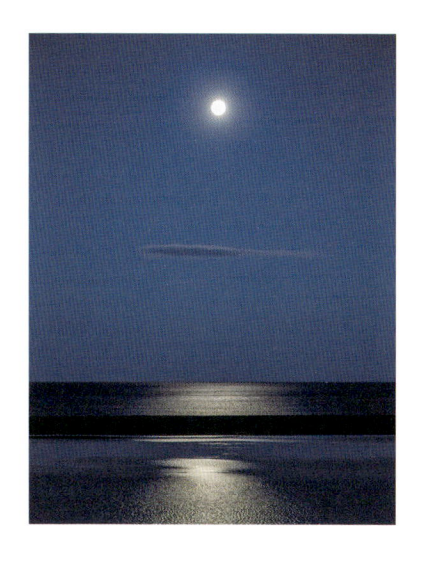

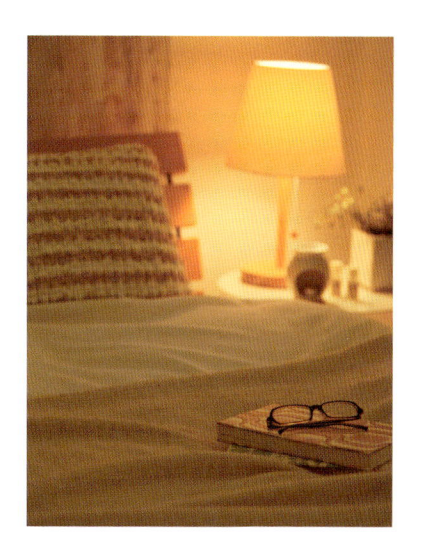

時の移り変わりをアロマで楽しむ | Lesson 4

Column 4 | Interview

彫刻家、アロマ空間デザイナー
モーリス・ヨーステン

香りとともに過ごす時間は
親しき友と過ごすように心地よい

　私が初めて日本に来たのは、2002年。東京で開催されるパブリックアートの展示会に参加するためでした。その後、数年にわたって日本に滞在することになり、その間に、視覚芸術の経験者で、視覚と嗅覚を融合したアロマ空間デザインができるデザイナーを探していたアットアロマから声をかけてもらい、アロマ空間デザイナーとしての活動もスタートさせたのです。

　私自身、もともと香りに強い関心があったのですが、実際にアロマを使ってみて、あらためて私の創造的な仕事と香りがとても密接に関連し合っていたことを知りました。

　アロマ空間デザインに携わるようになったことで、彫刻家としての私にどのような影響があったかといえば、それは目に見えない感覚的な部分です。第一に、圧倒的に感覚が研ぎ澄まされ、知覚が発達したこと。次に、視覚や聴覚、嗅覚といったそれぞれ異なる感覚が鋭敏になり、互いを高め合う相乗効果を得られるようになったことです。これは、少なからず創作にも影響を受けていると思います。

　私自身は心を落ち着かせたり、あるいは健康維持のために香りを使用することが多いのですが、アロマに触れる時間はまるで、親しい友人と過ごすかのようにリラックスでき、気持ちのよいものです。

　アートスタジオを香りで満たし、自分に適した空間づくりをするだけでなく、入浴時に使用したり、時には味を豊かにするために料理に数滴たらすこともあります。また、瞑想やヨガの練習にも香りは欠かせません。今では、私の日常生活に、アロマは不可欠な存在となりました。これがなければ、どんなにか味気ない生活になってしまうことでしょう。

　そうした香りデザインの魅力をより多くの方に知ってもらえるように、今後も積極的にスクールやワークショップなどを開催していきたいと思っています。また、異なる文化をもつ国々で、より多くの方に香りを活用してもらうために、その土地にふさわしいアプローチの仕方を見つけたいと思っています。

　今日、人々の鼻は合成香料の影響で少々鈍ってきているような気がしています。それゆえ、初めてエッセンシャルオイルに触れる人には、その香りはやや物足りないものに感じてしまうかもしれません。

　しかし、それが本来の自然の香りです。これから天然の香りを学ばれる方には、ぜひ自らの鼻で、自分の香りの好みを探し求めていただきたいと思います。そしてたくさんの香りを、さまざまな場所や環境との組み合わせの中で試してみてください。そうすることで、あなた自身の感覚が研ぎ澄まされ、香りの楽しみはよりいっそう広がるようになるでしょう。

profile
オランダ生まれ。アムステルダム美術学校で彫刻を学び、卒業後は彫刻家として作品を発表。2002年に来日し、現在はドイツに拠点を移し、彫刻とアロマ空間デザインの2つの創作活動を行っている。主なアロマ空間デザインの実績に箱根・富士屋ホテル、SHIPS、メルセデス・ベンツなど。

Lesson 5

インテリア空間をアロマで演出する

カラーイメージから香りを考える

アロマ空間デザインにおけるエッセンシャルオイルの考え方の特徴の1つは、それぞれのオイルに香りの指標として、カラーイメージを設定している点です。例えば、レモンなら黄色、イランイランなら赤～濃いピンク、ホワイトサイプレスなら黄緑～水色といった具合です。

本書のLesson 2で、基本のエッセンシャルオイル24種類について、原料となる植物の基本的な特徴や、空間デザインにおける香りの特性などを学びました。それぞれのオイルにカラーチャートで色が割り当てられていたのは、香りとカラーイメージを関連付けて捉えるためです。

Lesson 5では、香りごとに割り当てられているカラーイメージを使って、インテリアとアロマ空間デザインを相関させる考え方を学んでいきます。

カラーから香りを導く方法は2つあります（図5-1）。

1つ目は植物本来の色（原料の色）から香りを導きだす方法。グレープフルーツは黄色、ラベンダーは紫、木が原料になるサンダルウッドやヒノキなどは茶色といった具合です。

2つ目は、カラーのイメージキーワードから導きだす方法です。

香りで空間を演出する際に、カラーイメージが香り選びの1つの指標になるので、それぞれのカラーイメージと香りのイメージの組み合わせを覚えておくと便利です。

この2つの考え方から導きだしたオイルのカラーイメージが、Lesson 2の香り指標のカラーチャート上に表示されているのです。

カラーがもつ イメージキーワードと香り

色にはそれぞれ、イメージを表すキーワードがあり、そのイメージキーワードを手掛かりに、香りを導きだすことができます。そこで、主要な色については、イメージキーワードとふさわしい香りをセットで覚えておくと便利です。以下に、代表的なものを挙げておきましょう（図5-2）。

図5-1 カラーイメージから香りを選ぶ考え方

1. 植物本来の色（原料の色）から考える
2. カラーのイメージキーワードから考える

図5-2　カラーイメージと適したエッセンシャルオイルの例

カラー	イメージキーワード	エッセンシャルオイル
赤	活動的、情熱、興奮	イランイラン、ゼラニウム
オレンジ	喜び、活発、ポジティブ、温かい	オレンジ・スイート、ベルガモット、ホーウッド
黄	元気、明るい、楽しい、陽気	オレンジ・スイート、カモミール・ローマン、グレープフルーツ、レモン
ピンク	幸福、愛、温情、フェミニン	イランイラン、ゼラニウム、ローズ・アブソリュート
青	涼しい、爽快、落ち着き、誠実	ジュニパーベリー、ペパーミント
紫	神秘、高貴、非日常	イランイラン、ラベンダー
緑	若々しい、新鮮、平穏、安らぎ	パイン、プチグレン、ホワイトサイプレス、マジョラム・スイート、ローズマリー
茶	自然、安心、穏やか	サンダルウッド、ヒノキ、フランキンセンス、ホーウッド

赤

赤色には、太陽や炎を連想させる、熱く、活発なイメージがあります。また、強いエネルギーを感じさせる、情熱的でアクティブな色でもあります。

イメージキーワード

活動的、情熱、興奮

赤のイメージをもつオイルの例

イランイラン、ゼラニウム

オレンジ

オレンジ色は、その名の通り柑橘系の果物を表す色で、ビタミンカラーともいわれます。見るだけで元気が出るような

カラーイメージから香りを考える

明るさをもち、喜びや活発、温かさなどポジティブな印象を強く受ける色です。

イメージキーワード
喜び、活発、ポジティブ、温かい

オレンジのイメージをもつオイルの例
オレンジ・スイート、ベルガモット、ホーウッド

黄

光や太陽のイメージのある黄色は、心弾むような楽しい気分にさせてくれる色です。また、コミュニケーションを円滑にしてくれる色でもあります。

イメージキーワード
元気、明るい、楽しい、陽気

黄のイメージをもつオイルの例
オレンジ・スイート、カモミール・ローマン、グレープフルーツ、レモン

ピンク

柔らかく優しいイメージのあるピンク色は、心や体に満ち足りた気分をもたらす、幸福感のある色です。また、優しい気持ちになれる色でもあります。

イメージキーワード
幸福、愛、温情、フェミニン

ピンクのイメージをもつオイルの例
イランイラン、ゼラニウム、ローズ・アブソリュート

青

青色は、水をイメージさせる清涼感や爽快感をもつ色です。鎮静を誘う色で、心身に落ち着きをもたらすのと同時に、集中して仕事や勉強などにも取り組むことができる色でもあります。

イメージキーワード
涼しい、爽快、落ち着き、誠実

青のイメージをもつオイルの例
ジュニパーベリー、ペパーミント

紫

紫色は古来、高貴な色として崇められ、神秘や非日常感をもたらすイメージをもっています。不安や緊張をほぐして、穏やかな気分にしてくれる色でもあります。

イメージキーワード
神秘、高貴、非日常

紫のイメージをもつオイルの例
イランイラン、ラベンダー

緑

緑色は、安定や安心感、調和などをイメージさせる色です。木々や植物など自然の色でもあるため、フレッシュな若々しさを感じさせたり、気持ちを落ち着かせる色でもあります。

イメージキーワード

若々しい、新鮮、平穏、安らぎ

緑のイメージをもつオイルの例

パイン、プチグレン、ホワイトサイプレス、マジョラム・スイート、ローズマリー

茶

木の幹や、大地、土などの自然をイメージさせる茶色は、安心感や居心地のよさをもたらす色です。緊張を緩和させ、心を穏やかにしてくれる色でもあります。

イメージキーワード

自然、安心、穏やか

茶のイメージをもつオイルの例

サンダルウッド、ヒノキ、フランキンセンス、ホーウッド

このように、カラーイメージと香りを関連付けて考えると、演出する空間のインテリアや小物などに使われている色や、空間全体のカラーイメージから香りを選ぶヒントを得ることができるのです。

インテリアのイメージキーワードから香りを導く

　インテリアの雰囲気などを考慮して香りで空間を演出するには、最初に具体的な空間のイメージを言葉で把握することも重要なポイントとなります。

　ここでは、インテリアのイメージやスタイルに合わせて、どのように香りを選択していくかを、イメージキーワードをもとに学んでいきましょう。

イメージキーワードの対立軸で香りの特徴を覚える

　香りの空間演出でよく使う、空間をイメージするキーワードの例を、「明るい」⇔「暗い」、「ソフト」⇔「ハード」などの対立軸のかたちで表し、わかりやすく整理しました（図5-3）。それぞれのキーワードから導きだされる空間のイメージに合った代表的な香りを見ていきましょう。

　これを見ると、「明るい」イメージをもつ香りとしては、はっきりとした色味の印象をもつシトラスのオレンジ・スイートやグレープフルーツ、レモングラスなどの香りがメインになります。対照的に「暗い」イメージをもつ香りとしては、茶色や紺といったダークで落ち着いた色味の印象をもつティートリーやヒノキ、サンダルウッドなど、ウッドの香りがメインになることがわかります。

　また、「活発」というイメージをもつ香りとしては、躍動感や活動的な色味の印象をもち、エネルギーや力強さを感じさせるイランイランやローズマリーなどの香りが挙げられます。対して、「静か」というイメージをもつ香りには、香りの印象や雰囲気に落ち着きがあり、深部にまでしみ渡るような静けさや、静寂さをもたらすサンダルウッドやジュニパーベリー、ヒノキなどの香りです。

　「気品がある」イメージをもつ香りはどうでしょう。このイメージキーワードには、上質で豊かな雰囲気や奥深さ、複雑さなどの印象を併せもつイランイラン、フランキンセンス、ベルガモットなどの香りがあてはまります。一方、「親しみやすい」イメージをもつ香りには、年齢を問わず幅広く親しまれるような、わかりやすく、なじみのよいオレンジ・スイートやカモミール・ローマン、グレープフルーツなどの香りがメインとなることがわかります。

　このように、インテリアを表すイメージの特徴を対立軸で覚えておくと、香りの空間演出を行う際に、とても便利です。ただし、この香りの対立軸は、一緒に使うのが望ましくないという意味ではありません。

　私たちの感覚は、より複雑なものや複

合的なものを心地よいと思うことがあります。それは例えば、「ソフト」な中にも「力強さ」を感じたいとか、「華やか」ながらも「落ち着いた」雰囲気もほしいといったような具合です。

香りもこれとまったく同じで、時に正反対と思える関係の中に相性のよさや調和を見出すことで、空間にオリジナリティーや個性が生まれるのです。

単体のエッセンシャルオイルを組み合わせて、香りの可能性を広げるオイルのブレンドの手法については、Lesson 6 で詳しく取り上げます。

図5-3 インテリアのイメージキーワードとエッセンシャルオイルの例

明るい	暗い
オレンジ・スイート カモミール・ローマン グレープフルーツ レモングラス	サンダルウッド ジュニパーベリー ティートリー ヒノキ

ソフト	ハード
オレンジ・スイート カモミール・ローマン ホワイトサイプレス ラベンダー	ティートリー プチグレン レモングラス ローズマリー

活発	静か
イランイラン オレンジ・スイート レモングラス ローズマリー	サンダルウッド ジュニパーベリー ヒノキ フランキンセンス ラベンダー

気品がある	親しみやすい
イランイラン フランキンセンス ベルガモット ホーウッド ローズ・アブソリュート	オレンジ・スイート カモミール・ローマン グレープフルーツ ペパーミント レモン

温かい	涼しい
イランイラン オレンジ・スイート カモミール・ローマン ゼラニウム マジョラム・スイート	ティートリー ペパーミント ユーカリ レモン

フェミニン	ダンディー
イランイラン ゼラニウム ベルガモット ホーウッド ローズ・アブソリュート	サンダルウッド ジュニパーベリー ティートリー パイン ローズマリー

インテリアスタイルに合った香りを選ぶ

　ここからは、演出する空間のインテリアスタイルに合わせて香りを選択する方法について、具体的に学んでいくことにしましょう。

インテリアスタイルを分析する

　インテリアスタイルは、空間の色調やそこに置かれている家具、調度品のテイストなどによって、さまざまなスタイルがあります。本書では、日常的によく使われる6つのインテリアスタイルに絞って学んでいきましょう。

主なインテリアスタイル

1. エレガント
2. クラシック
3. ポップ
4. ナチュラル
5. 和風
6. モダン

　香りで演出する空間がどのインテリアスタイルにあたるか、図5-4を用いて分析していきます。

　まず、演出する空間の質感やイメージ、特徴を、「都会的」「明るい」「自然」「日本らしい」「重厚感がある」「フェミニン」といった具体的な言葉で書き留めていきます。次に、空間全体のカラーイメージや、使われている家具や調度品、小物の素材感に着目して、「木材」「ガラスが多い」「植物を置いている」など特徴を記しましょう。

　こうして、インテリアスタイルのイメージが洗い出せたら、図5-4からその言葉と重複する表現や、カラーイメージが近いインテリアスタイルを見つけ、空間のインテリアスタイルを決めていきます。

　インテリアスタイルを固められると、空間に適した香りを選びだしやすくなります。

インテリアスタイルの特徴と香り

　以下に、それぞれのインテリアスタイルの特徴と、そのインテリアスタイルを表すイメージキーワード、インテリアスタイルに合う香りを見ていきましょう。

1. エレガント

　優雅さや上品さを醸し出すインテリアスタイル。フェミニンな雰囲気が漂います。子どもっぽさはなく、成熟した上質な空間で、全体的にバランスよくまとまった印象です。

　このようなインテリアスタイルには、華やかさがある香りが似合います。

図5-4 インテリアスタイルの特徴と適したエッセンシャルオイルの例

エレガント

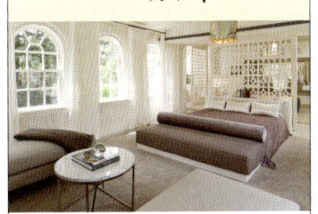

[カラー]
紫、白、ピンク
[素材]
木材（白塗）、コットン、絹、レース
[イメージキーワード]
気品がある、大人、上質、繊細、フェミニン

[このスタイルに合うオイル]
イランイラン
ゼラニウム
ベルガモット
ローズ・アブソリュート

クラシック

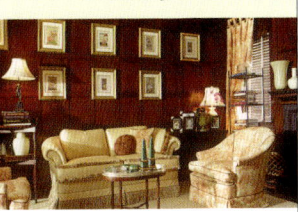

[カラー]
茶、黒、ボルドー
[素材]
木材（濃い色調）、ベロア
[イメージキーワード]
伝統的、重厚感、高級、上質

[このスタイルに合うオイル]
サンダルウッド
フランキンセンス
ホーウッド
ラベンダー

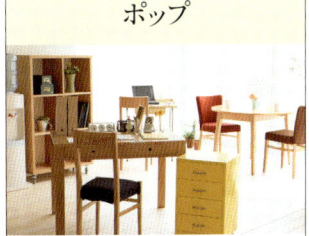

ポップ

[カラー]
黄や青などのビビッドカラー
[素材]
木材、フェルト、ステンレス
[イメージキーワード]
明るい、鮮やか、元気、カジュアル

[このスタイルに合うオイル]
オレンジ・スイート
グレープフルーツ
ペパーミント
レモングラス

ナチュラル

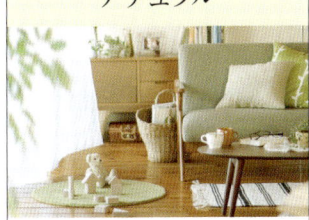

[カラー]
茶（薄い）、白、透明、アイボリー、緑
[素材]
木材、布（コットン、麻）
[イメージキーワード]
自然、清潔、穏やか、シンプル、素朴

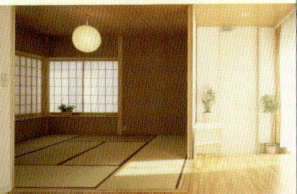

[このスタイルに合うオイル]
オレンジ・スイート
カモミール・ローマン
ユーカリ
レモン

和風

[カラー]
茶（薄い〜濃い）、緑
[素材]
木材、畳、ガラス
[イメージキーワード]
静か、凛とした、趣き、落ち着き

[このスタイルに合うオイル]
サンダルウッド
パイン
ヒノキ

モダン

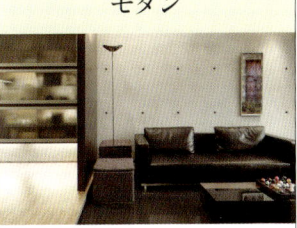

[カラー]
白、黒、透明、シルバー
[素材]
革、ガラス、金属、ステンレス
[イメージキーワード]
クール、都会的、重厚感、大人

[このスタイルに合うオイル]
ジュニパーベリー
ベルガモット
ホワイトサイプレス
ローズマリー

インテリアスタイルに合った香りを選ぶ

イメージキーワード
気品がある、大人、上質、繊細、フェミニン
エレガントなスタイルに合うオイルの例
イランイラン、ゼラニウム、ベルガモット、ローズ・アブソリュート

2. クラシック

　ヨーロッパの古典様式を取り入れた格調高いインテリアスタイル。アンティーク家具や手触りのよいベロアなどの素材を使った調度品などをあしらった、トラディショナルな印象があります。また、細部にまで装飾が施され、濃い色調で全体的に重厚感があります。

　このようなインテリアスタイルには、趣きのあるウッドやバルサムの香りが似合います。

イメージキーワード
伝統的、重厚感、高級、上質
クラシックなスタイルに合うオイルの例
サンダルウッド、フランキンセンス、ホーウッド、ラベンダー

3. ポップ

　形式的ではなく、なじみやすいインテリアスタイル。全体的に明るい色調でまとめ、軽快さや気取らない雰囲気の空間です。

　このインテリアスタイルには、元気、活発にさせてくれる爽やかな香りが似合います。

イメージキーワード
明るい、鮮やか、元気、カジュアル
ポップなスタイルに合うオイルの例
オレンジ・スイート、グレープフルーツ、ペパーミント、レモングラス

4. ナチュラル

　都会的でシンプルでありながらも、自然の温もりを感じさせるインテリアスタイル。奇抜な装飾や色使いをせず、木目調の素材を使って、全体的に薄いトーンでまとめられています。流行に左右されないのが特徴です。

　このインテリアスタイルには、透明感や清潔感のある心地よい自然な香りが似合います。

イメージキーワード
自然、清潔、穏やか、シンプル、素朴
ナチュラルなスタイルに合うオイルの例
オレンジ・スイート、カモミール・ローマン、ユーカリ、レモン

5. 和風

　文字通り日本風のインテリアスタイル。畳や障子を使用したり、スギやヒノキなどを素材とした家具や調度品でインテリアを構成しています。

伝統的な和室以外にも、現代のライフスタイルに合わせて和のテイストを取り入れたインテリアスタイルもあります。

このインテリアスタイルに合うのは、静かで凛としたウッドの香りです。また、日本ならではの柑橘のユズやイヨカンの香りなども和風の空間へアクセントになります。

イメージキーワード

静か、凛とした、趣き、落ち着き

和風なスタイルに合うオイルの例

サンダルウッド、パイン、ヒノキ

6. モダン

すっきりとシンプルで、都会的でクールな雰囲気のインテリアスタイル。比較的飾り気のない、色味を抑えたコーディネートが特徴です。重厚感のある家具、斬新な造形の調度品などが用いられ、洗練された大人の空間です。

このインテリアスタイルに合うのは、甘さを抑えたクールでおしゃれなニュアンスがある香りです。

イメージキーワード

クール、都会的、重厚感、大人

モダンなスタイルに合うオイルの例

ジュニパーベリー、ベルガモット、ホワイトサイプレス、ローズマリー

このように、香りで演出をする空間のインテリアスタイルを分析すると、それぞれの雰囲気に合った香りを導くことができるのです。

BGMや素材感に合った香りを選ぶ

　これまでは、カラーやインテリアスタイルといった視覚的な空間要素と香りの関係を明らかにして、空間演出に適した香りを導いてきました。さらに、視覚的なものだけでなく、聴覚や触覚といったほかの五感と香りの関係を考慮することで香りの選択肢も広がり、より感性に響くアロマ空間デザインが可能になります。

　ここでは聴覚に響くBGMと、触覚に訴える空間の素材感について、それぞれのジャンルや特徴を理解して、空間デザインに適した香りを導く方法を学びましょう。

BGMから香りを導く

　ゆったりとくつろぎたいときには、ゆっくりと流れる音楽、元気になりたいときは軽快なリズムの音楽など、人は気分によって部屋に流すBGMのジャンルを選びます。各ジャンルの音色や流す場所の雰囲気に合わせた香りを選ぶと、統一感が生まれ、耳にも心地よい香り空間を演出することが可能です。

　それでは具体的に、Lesson 2で学んだ香りの指標のキーワードを参考にしながら、5つの音楽のジャンルを例にオイルの選び方を説明しましょう（図5-5）。

ポップ

　ポップ音楽は、軽快でテンポがよく、聴く人の心を明るくします。このようなBGMには、明るいイメージのオレンジ・スイートや、爽やかな印象のグレープフルーツ、重さを感じさせないすっきり感のあるペパーミントなどの香りが似合います。

ポップ音楽に合うオイルの例
オレンジ・スイート、グレープフルーツ、ペパーミント

ジャズ

　ジャズには、薄暗い空間でお酒を飲みながら耳を傾けるのがよく似合う、静かで趣きのある大人のイメージがあります。このようなBGMをかけるときは、大人っぽく、官能的な印象のあるイランイランや、静かで洗練されたイメージのジュニパーベリーなどの香りが適しています。

ジャズに合うオイルの例
イランイラン、ジュニパーベリー、マジョラム・スイート

イージーリスニング

　イージーリスニングは、柔らかく親しみやすい音楽で耳なじみがよいため、好

き嫌いが分かれにくく、聴く人の心を優しく癒やしてくれます。このようなBGMには、森林浴をしているようなリラックス感のあるホワイトサイプレスや、穏やかなラベンダーなど多くの人に好まれやすい香りが調和します。

イージーリスニングに合うオイルの例
ホワイトサイプレス、ラベンダー、レモン

クラシック

クラシック音楽を聴くと西洋的なイメージが漂い、歴史ある気品の高さを感じます。このようなBGMには、気高く荘厳なフランキンセンスや、洗練された趣きがあるベルガモット、西洋的な印象を空間に広げるホーウッドがよく合います。

クラシック音楽に合うオイルの例
フランキンセンス、ベルガモット、ホーウッド

和楽器

日本の伝統音楽を奏でる琴や三味線、和太鼓などの和楽器による音楽は、雅びやかで風流な音色や、荘厳で凛とした音色が特徴的です。このようなBGMには、和を感じさせるヒノキや、重厚感や落ち着きのあるサンダルウッドがよく合います。

和楽器に合うオイルの例
サンダルウッド、ヒノキ、パイン

図5-5 | BGMをひき立てるエッセンシャルオイルの例

音楽ジャンル	エッセンシャルオイル
ポップ	オレンジ・スイート、グレープフルーツ、ペパーミント
ジャズ	イランイラン、ジュニパーベリー、マジョラム・スイート
イージーリスニング	ホワイトサイプレス、ラベンダー、レモン
クラシック	フランキンセンス、ベルガモット、ホーウッド
和楽器	サンダルウッド、ヒノキ、パイン

素材感から香りを導く

壁の質感や、家具やカーテンなど空間を構成しているインテリアの素材を触ったときに受ける印象も、香りを選ぶ際の1つの手がかりとなります。

例えば、木材を多用した空間とガラス張りの空間とでは、人が感じる印象も異なるように、それぞれの素材感に合った香りを選ぶことで、空間イメージに合った演出をすることができるのです。

ここでは、Lesson 2で学んだ香りの指標のキーワードを参考にしながら、インテリアで使われる代表的な4つの素材に合った香りを説明しましょう（図5-6）。

コットン

コットンは、植物からできる素材のため、ナチュラルで柔らかく、清潔感があるイメージがあります。親しみやすく、温かな印象のオレンジ・スイート、優しい印象のカモミール・ローマン、ラベンダーなどの香りが似合います。

コットンに合うオイルの例
オレンジ・スイート、カモミール・ローマン、ラベンダー

金属

硬く、無機質な金属は、研ぎ澄まされた印象を与えます。このイメージの素材には、硬質な印象をもつティートリー

図5-6 ｜ インテリアの素材に適したエッセンシャルオイルの例

素材	エッセンシャルオイル
コットン	オレンジ・スイート、カモミール・ローマン、ラベンダー
金属	ジュニパーベリー、ティートリー、フランキンセンス、ローズマリー
木材	サンダルウッド、ヒノキ、ホーウッド、ホワイトサイプレス
ガラス	パイン、ペパーミント、ユーカリ・グロブルス、レモン

や、荘厳なイメージのあるフランキンセンス、シャープ感のあるローズマリーの香りが調和します。

金属に合うオイルの例
ジュニパーベリー、ティートリー、フランキンセンス、ローズマリー

木材

「木の温もり」というように、木材からは温かなイメージやどっしりとした安定感を得ることができます。ウッドの香りの中でも、重厚感のあるサンダルウッドや、落ち着いた印象のヒノキ、柔らかさも併せもつホーウッドなどの香りがおすすめです。

木材に合うオイルの例
サンダルウッド、ヒノキ、ホーウッド、ホワイトサイプレス

ガラス

ガラスからは透明感や薄さを感じます。この質感を表現するにはすっきりと澄んだ印象をもつペパーミントや、透明感のあるユーカリ・グロブルスやパイン、爽やかさが持ち味のレモンが似合います。

ガラスに合うオイルの例
パイン、ペパーミント、ユーカリ・グロブルス、レモン

　このように、カラーやインテリアなどの視覚だけでなく、聴覚に響くBGMや触覚を刺激する素材感からも、香りを選ぶヒントが得られることがわかります。そのため、香りでより上質な空間を演出するには、香りを感じる嗅覚を研ぎ澄ますだけでなく、五感すべてを使って、感性を豊かにすることが大切になってくるのです。

Column 5 | Interview

アロマ空間デザイナー
深津 恵

空間、時間で表情を変える奥深さがアロマの魅力

　大分県の林業が盛んな町に生まれ育った私は、父が木材関連の仕事をしていたこともあって、幼少期を天然の木々の香りの中で過ごしました。社会人となって、5年ほどキャビンアテンダントとして働いたのですが、子どもの頃とは異なる、人工的で特殊な環境に、徐々に強いストレスを感じるようになっていったのです。アロマに出合ったのはちょうどそんな頃。疲れていた私の心は天然の香りに癒やされ、その魅力にどんどん魅せられていきました。

　その後、本格的にアロマセラピーを学び始めるようになるのですが、当時、とにかく香りを極めたいと思った私は、香りにどっぷりと浸かるために、あることを自分に課しました。それは1日1種類のエッセンシャルオイルを決め、朝に夕にその香りをさまざまな空間で楽しむというものです。例えば、玄関やトイレ、あるいはバスルームの中に香りを用いたり、クローゼットの中に香りを忍ばせて開けた時の香りを楽しんだり……。

　そうするうちに、同じオイルでも時間や場所、空間の大きさ、風の流れ、さらには自分のコンディションによっても感じ方が変わることに気づきました。その時々で異なる表情を見せてくれる香りの奥深さや多面性に驚き、香りの性質や効能などを記した自作の精油事典をつくるほど引き込まれていったのです。

　当時、私が研究対象としていたのはシングルオイルでしたが、1本1本の香りと深く付き合っていくうちに、次第にこれとこれを混ぜるとよりいいのではないかと、ブレンドによって全く新しい香りをつくることに関心が向くようになりました。また時には、友人のためにその人のイメージに合った香りを自分なりにブレンドし、プレゼントするようなこともありました。今にして思えば、この頃の香りとの関わり方が、アロマ空間デザイナーとしての私の出発点だったのかもしれません。

　さまざまな香りに出合ってきた中で、私がとても大切にしている香りがあります。気持ちが沈んでいるときに、再生させてくれるお守りのような「マジョラム・スイート」、華やかで、女性らしさをサポートしてくれる「ゼラニウム」、そして私自身が最も自然体でいられる「ヒノキ」と「スギ」——。これらは、数多くの香りを扱う今もとても身近な存在です。

　香りをうまく生活に取り入れることができれば、気分が変わるだけでなく、生活が豊かに彩られるようになります。そして、さまざまな香りを嗅ぐほどに鼻は鍛えられ、嗅覚も敏感になります。これからアロマ空間デザインを学ばれる皆さんには、まず身の回りの生活環境の中にある自然の香りを意識することから、始めていただきたいと思います。

profile
大分県生まれ。幼少の頃から自然の香りに親しむ。キャビンアテンダントとして航空会社に勤務した後、1999年アロマセラピストの国際ライセンスを取得。現在、日本でのアロマ空間デザイナーの第一人者として空間演出に携わる。主な実績にANA、LEXUS等。

Lesson 6

空間を演出するためのオイルブレンド

アロマ空間デザインにおけるオイルブレンド

　ここまで、単体のエッセンシャルオイル（シングルオイル）を用いた空間演出を中心に学んできました。エッセンシャルオイルは、1種類だけでもさまざまな機能をもっていますが、複数のオイルをブレンドすると、より多くの効果をもたらしてくれます。

　そこで最終章となるLesson 6では、複数のオイルを組み合わせるブレンドのメリットや魅力、ブレンド方法について説明していきます。

　また、章の最後には香りの奥深さを体験するために、目的別のブレンドオイルのレシピを紹介しています。ぜひブレンドにチャレンジして、生活の中で香りを体感して楽しんでみましょう。

ブレンドが生み出す3つのメリット

　エッセンシャルオイルをブレンドすることによって得られるメリットは、大きく分けて3つあります（図6-1）。

　1つ目のメリットは、香りに深みが出ること。料理をつくるときに複数のスパイスや調味料を入れると、味に深みやコクが出るのを経験したことがあるでしょう。香りもそれと同じように、オイルを何種類かブレンドすることで独特のハーモニーが生まれ、香りに多様性が増し、より豊かになる利点があります。

　2つ目は、嗜好性が低くなること。特定の香りだけが主張することがなくなるので、万人が心地よさを感じられる香りになるメリットがあります。ある香りが苦手な人がいても、複数のオイルをブレンドすることで個々の香りの印象は弱まり、新たな個性をもつ香りに仕上がるので、特定の香りの印象による好き嫌いが軽減できます。

　リビングやダイニングなど、家族の共有スペースや、お客さまがいらっしゃるときのおもてなしとして香りの演出をす

| 図6-1 | エッセンシャルオイルをブレンドする3つのメリット |

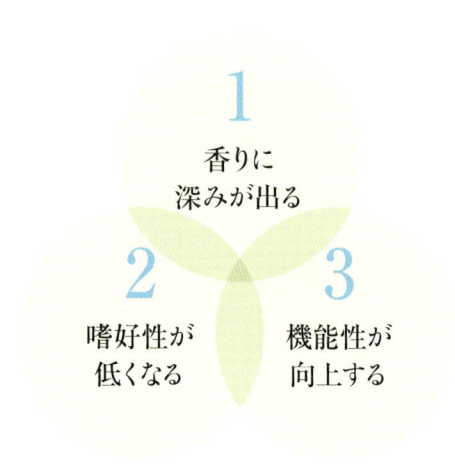

1 香りに深みが出る
2 嗜好性が低くなる
3 機能性が向上する

る際には、シングルオイルよりも、ブレンドオイルを使うと、誰もが心地よく感じられる空間になるでしょう。

3つ目は、ブレンドによるオイルの相乗効果で、機能性が向上し、幅広く対応できるようになる点です。

一般的に眠れない、寝付きが悪いといった悩みがある場合には、鎮静作用の高いラベンダーやカモミール・ローマンなどの香りを用いるのがよいとされています。しかし、眠れない根本的な原因は、その奥に潜んでいることが多々あるのです。

例えば、ストレスが原因で寝付けないという場合。不安やイライラを抱えていると呼吸が浅くなり、なかなか寝付くことができません。そのような場合には、鎮静作用のあるオイルに加えて、呼吸をスムーズにする機能のあるユーカリやパインなどをブレンドすると、呼吸が楽になって眠りやすくなるということがあります。

また、リフレッシュ作用のあるペパーミントやレモンを加えることで、気分が軽くなってストレスを抑え、結果的に眠りにつきやすくなることもあります。

このように、最も求められる香りの機能に加えて、さらに必要と思われる別の機能をもつオイルを加えることで、より効果的に悩みに働きかけるのです。

オイルブレンドは、香りの魅力を広く好まれる香りへと高めてくれるだけでなく、機能を向上させてくれることが最大の特徴です。ブレンドすることで、組み合わせた個々のオイルがもつメリットを一度に得ることができるのです。

次のページからは、実際にオイルをブレンドする基本的な方法を6つのステップに分けて学んでいきます。

本書ではパーソナル空間向けの基本的なブレンド方法を学びますが、オイルのブレンド方法は多様で、よりよい香りをブレンドするには、経験とテクニックが必要です。パブリック空間の演出のためのブレンドなど、さらに複雑なブレンドの方法は、プロフェッショナルな資格で学ぶことができます。

オイルをブレンドする6つのステップ

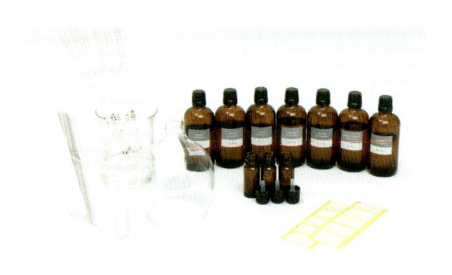

準備するもの

シングルオイル
ピペット（1mL）
オイルボトル、キャップ
ムエット（試香紙）
アロマグラスボール
ラベルシール
ビーカー
無水エタノール

Step 1

空間を演出する香りの
コンセプトをまとめる

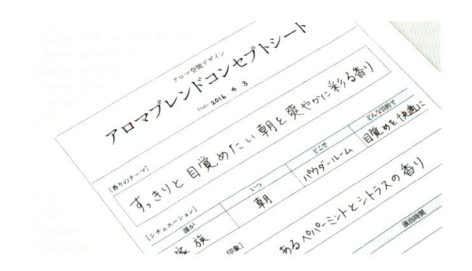

　最初にどのような空間、シーンに、どのような香りで演出するか、専用のコンセプトシート（121ページ参照）に整理をしてまとめていきます。

　まずは、つくりたい「香りのテーマ」を決めていきます。「誰が」「いつ」「どこで」「どんな目的で」香りを使用するのか、実際のシチュエーションを明らかにしながら、どのような香りにするかを固めていくことが大切です。

　テーマが決まったら、次に「香りのイメージ・印象」を決めます。ここでは、香りのタイプやキーワード、カラーなど、エッセンシャルオイルを選ぶときのヒントになるイメージを言葉で記しましょう。さらに、演出に適した「ディフューザー」「香

りの強さ」「演出時間」など、香りの演出方法について決め、演出する香り空間を空間全体で捉えていきましょう。

　香りを嗅ぎながら、自由にオイルをブレンドすることもありますが、こうして最初にコンセプトをまとめることで、つくりたい香りを具体的にイメージすることができます。先のステップで悩むことがあっても基本に立ち返ることもできるのです。

　反対に、このコンセプト立てが曖昧なままブレンド作業を進めてしまうと、個人の好みや印象に左右され、上質な香り空間からは程遠い空間になってしまうかもしれません。Step1はブレンドを進める上で基本となりますので、できるだけ詳細にまとめることが大切です。

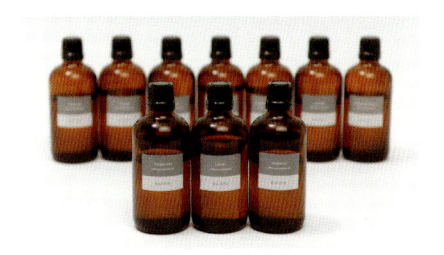

Step 2

ブレンドに使用する香りを決める

　コンセプトが固まったら、実際にブレンドする香りを選びます。香りは2種類でもブレンドのメリットは期待できるのですが、3種類以上あると多様性が増し、よりまとまりやすくなります。ここでは3種類の香りを選びましょう。

　3種類の香りの考え方は、「メイン」と「サブ」「調整」です。メインはまさしく主役となる香りです。コンセプトシートにもとづいて導きだされた香りをメインに据えましょう。サブはメインのサポート役です。メインの香りを補完する役割をもつ香りを選ぶといいでしょう。

　3番目の調整は、メインとサブの2つの香りをまとめ、調えるための香りです。足りない部分を補ったり、もう少しアクセ

Step 2

ブレンドに使用する香りを決める

ントを加えたいなど、香りのデザイン性や機能性をまとめあげる役割をします。また、空間演出独自のブレンドポイントになりますが、空間への香りの広がりを高めるための調整という役割もあります。

香りに深みや全体の調和をもたらすために、メイン、サブ、調整のオイルがそれぞれ2種類、3種類になることもあります。ただし、それぞれ1種類ずつのブレンドで、香りの魅力は十分に高めることができますので、ブレンド初心者の方は、まずは3種類のオイルブレンドをしっかりと身につけていきましょう。

そしてもうひとつ、ブレンドの際は、Lesson 2で学んだ指標を意識して選ぶこともポイントです。「香りのタイプ」では、同じタイプの香りは相性がよいとされていますので、まずは同じタイプを組み合わせてみるといいでしょう。また、「香りの印象の強弱」はさまざまなので、ブレンドに使う香りの強弱のバランスを意識しながら香りを選択しましょう。

Step 3

オイルをブレンドする

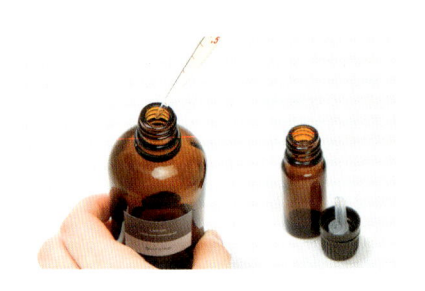

使用する香りが決まったら、オイルのブレンドを始めます。最初にオイルを合計でどのぐらいつくるかを決めます。その上で、メイン、サブ、調整のオイルのそれぞれの分量を決めていきます。先ほども触れたように、ブレンドでは「香りの印象」の強弱を考慮することが重要です。強い香りは、少量入れるだけでも、かなりの存在感を主張するため、分量には注意が必要です。ごく少量を使いたいときは、1滴、2滴と、ピペットで滴数を量りながらブレンドすることもあります。

使用するオイルの分量が決まったら、いよいよオイルをブレンドしていきます。オイルボトルに、ピペットで計量したオイルをメイン、サブ、調整の順に入れて

Step 4

ブレンドした香りを確認する

いきます。同じピペットを使って複数のオイルを計量する場合は、都度ビーカーに入れた無水エタノールで洗ってから使用し、オイルが混ざらないようにしましょう。また、ピペットの先がブレンドをしているオイルボトルの縁について、香りが混ざらないように注意しましょう。

すべてのオイルを入れたら、キャップをしっかり締めて、ボトルを1分程度優しく振ってオイルをよくなじませます。

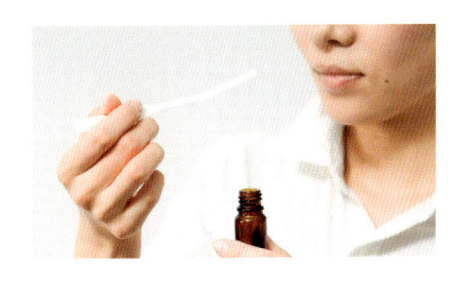

オイルがなじんだら、ブレンドされたオイルが、当初決めたコンセプトの香りのイメージや印象に合ったものになっているか、実際に香りを嗅いで確認します。ムエットの先にブレンドしたオイルを数滴つけて、鼻先に近づけて、直接香りの具合を確認しましょう。

このとき、コンセプトシートを振り返りながら、できあがったブレンドオイルの香りが、自分の描いたテーマやイメージに合った香りになっているかを確認します。

| 空間を演出するためのオイルブレンド | Lesson 6 | 119

オイルをブレンドする6つのステップ

Step 5

空間への香りの広がりを確認する

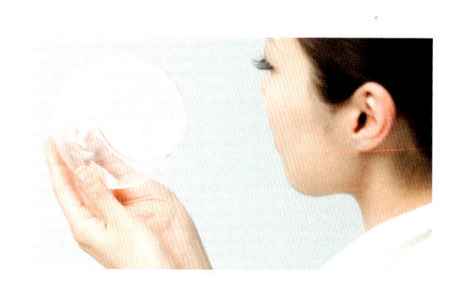

　香りの仕上がりを確認したら、最後に香りを空間に広げて、体感して検証します。実際に使用するディフューザーや、アロマグラスボールなどを使って、空間に香りを広げてみましょう。
　アロマグラスボールは、机などに伏せた状態で香りをつけたムエットを差し込み、香りがボール内に広がったら、手に取って鼻先に近づけて、空間で広がった印象を確認します。
　香りはムエットを使って嗅いだときと、空間に広げたときでは印象が異なります。アロマ空間デザインでは空間を演出することが目的ですから、コンセプト通りの香りが完成しているか、実際に空間に香りを広げてしっかりと見極めましょう。

Step 6

調整して、仕上げる

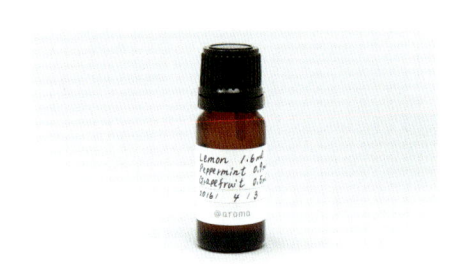

　空間での香りの広がりを確認して、もし、コンセプトと異なる印象を感じたら、オイルを加えるなどして調整を繰り返し、仕上げていきます。
　調整が終わりブレンドオイルができあがったら、最後にボトルにラベルシールを貼って完成です。ラベルシールには、あとから見たときに内容がわかるように、ブレンドを行った日付や使用したオイルの名前、分量などを書いておきましょう。

アロマ空間デザイン
オイルブレンドコンセプトシート

Date　　.　　.

[香りのテーマ]

[シチュエーション]

誰が	いつ	どこで	どんな目的で

[香りのイメージ・印象]

[香りの演出方法]

ディフューザー	香りの強さ	演出時間

[ブレンドレシピ]

エッセンシャルオイル	分量(mL)

合計 _____ mL

[Memo]

基本のオイルを使ったオイルブレンド

　Lesson 6の最後に、「オイルをブレンドする6つのステップ」に沿って、実際にエッセンシャルオイルのブレンドをしてみましょう。

　ここでは、家族や親しい友人が自宅に集うバースデーパーティーを香りで演出するシーンを例にとり、Lesson 2で学んだオイルを使ってブレンドをしていきます。123ページのコンセプトシート記入例を参照しながら、コンセプトのまとめ方、ブレンドの仕方を具体的に学んでいきましょう。

バースデーパーティーのコンセプトをまとめる

　最初に、演出する香りのコンセプトをまとめていきます（Step1）。コンセプトシートの「誰が」の欄にはパーティーに参加する「家族や友人」、「いつ」には「週末の午後」、「どこで」には、パーティーを開く空間の様子を詳しく「ポップなインテリアスタイルのリビング」と、「どんな目的で」には、「お祝いの演出」と記入しました。こうして具体的に記入して、バースデーパーティーのシチュエーションを明らかにしながら、「香りのテーマ」を決めていきます。

　今回の「香りのテーマ」は、バースデーパーティーらしい「幸福感に包まれた楽しい時間を演出する、お祝いムードにあふれる和やかな香り」としました。また、ブレンドする「香りのイメージ・印象」は、「シトラス系で親しみのあるイエローイメージの香り」と決めました。

　次に演出方法を整理します。使用する「ディフューザー」は、香りの広がりがよく、熱を使わないので香りの質も維持される「オーブ」を使用。「香りの強さ」は、食事をする空間で主張しすぎない「中程度」としました。「演出時間」は、パーティーが始まる30分前から終了までとし、食事タイムは演出を止めてメリハリをつけることもポイントにしました。

オイルを選んでブレンドする

　コンセプトがまとまったら、実際にブレンドするエッセンシャルオイルを決めていきます（Step2）。「香りのイメージ・印象」に合わせて、Lesson 2で学んだ香りの指標を参考にしながら、メインとサブ、調整の香りを選びます。

　ここでは、明るく親しみやすい香りのオレンジ・スイートをメインにし、幸福感のある柔らかい印象のカモミール・ローマンをサブに、そして爽やかなグレープフルーツの香りを調整に、3種類のオイルを選びました。さらに、空間で

アロマ空間デザイン

オイルブレンドコンセプトシート

Date 2016. 4 . 3

[香りのテーマ]

> 幸福感に包まれた楽しい時間を演出する
> お祝いムードにあふれる和やかな香り

[シチュエーション]

誰が	いつ	どこで	どんな目的で
家族や友人	週末の午後	ポップなインテリアスタイルのリビング	お祝いの演出

[香りのイメージ・印象]

> シトラス系で親しみのあるイエローイメージの香り

[香りの演出方法]

ディフューザー	香りの強さ	演出時間
オーブ	中程度	開始30分前から終了まで。食事タイムは一旦止める。

[ブレンドレシピ]

エッセンシャルオイル	分量(mL)
オレンジ・スイート	2.2
カモミール・ローマン	0.1
グレープフルーツ	0.4
ユーカリ・グロブルス	0.3

合計 3.0 mL

[Memo]

> バースデーパーティーで使用

の広がりを考え、調整役にもユーカリ・グロブルスを加えて全4種類で組み立てていくことにしました。

次に、実際にオイルをブレンドしていきます（Step3）。今回は3mLのブレンドオイルをつくることに決め、香りの強弱を考えながら、オイルの分量を考えます。サブのカモミール・ローマンは、香りの印象が強く、少量でも十分に存在感があるので分量は一番少なくなります。分量は、個々のオイルの香りの強弱がポイントとなるので、容量は、メイン＞サブ＞調整になるとは限らないのです。

分量が決まったら、空のオイルボトルにメインのオレンジ・スイート、サブのカモミール・ローマン、調整のグレープフルーツ、ユーカリ・グロブルスの順番に入れ、優しく振って香りをなじませます。

香りを確認してブレンドオイルを完成させる

次に、ブレンドした香りを確認しましょう（Step4）。ブレンドしたオイルをムエットに取り、鼻先で香りを嗅いでみます。このとき、コンセプトシートに記した「シトラス系で親しみのあるイエローイメージの香り」になっているかをしっかりと確認しましょう。イメージ・印象に合っていたら、次に、香りの空間への広がりを確認します（Step5）。アロマグラスボールに香りを広げ、空間に広がる香りが、「幸福感に包まれた楽しい時間を演出する、お祝いムードにあふれる和やかな香り」になっているかを体感しましょう。コンセプト通りの香りが完成しているか、空間に広がるイメージをつかみ、最終確認することが大切です。

香りができたら、最後にオイルボトルにブレンドした日付と分量を記入したラベルシールを貼って、バースデーパーティー用のブレンドオイルの完成です（Step6）。

このように、オイルをブレンドすることで、バースデーパーティーといった特別なシーンを香りで華やかに演出することができるようになります。また、毎日の日常シーンのなかでも、「空気をきれいにしたい」「ゆっくりしたい」など目的に合った香りのブレンドができるようになれば、私たちの暮らしはより豊かに彩られるでしょう。

次のページからは、シーン×目的別のブレンドオイルを3mLつくるレシピを紹介しています。ぜひチャレンジしてみてください。

シーン×目的別 ブレンドオイルレシピ

特別な日を引き立てる香り

季節のイベントや特別な時間を過ごすときには、香りにも特別感をプラスしましょう。イベントに由来する香りや、普段使わない香りにもチャレンジすると、空間もワンランクアップします。

Recipe　クリスマス

華やかに荘厳に彩るクリスマス

クリスマスには、家族や友人とツリーを囲んで心温まる時間を。温かみのあるオレンジ・スイートに、シナモンのスパイスのきらめきや宗教儀式にも古くから使われたフランキンセンスをアクセントに添えて。複数の香りをブレンドし、香りに特別な華やかさを演出します。

- オレンジ・スイート —— 1.1 mL
- イランイラン —— 1 mL
- シナモン —— 0.2 mL
- フランキンセンス —— 0.4 mL
- ジュニパーベリー —— 0.3 mL

Recipe　お正月

凛とした香りで迎える厳かなお正月

お正月を彩る香りは、日本らしさや和の雰囲気づくりを意識して。静けさや浄化を感じさせるパインやジュニパーベリーに、空気の質感を整え、クリアーな印象を引き立てるユーカリ・グロブルスをブレンド。清々しく厳かな空気をいきわたらせ、新しい年を迎えましょう。

- パイン —— 2 mL
- ジュニパーベリー —— 0.4 mL
- レモン —— 0.4 mL
- ユーカリ・グロブルス —— 0.2 mL

Recipe　ブライダル

幸せに満ちた特別なセレモニー

人生最高の晴れ舞台ともいえる結婚式には、気品と落ち着きのある洗練されたベルガモットに、幸福を感じる華やかなイランイランをプラス。ホーウッドが優しく柔らかに香り全体をまとめます。参列者を迎える受付や主役の二人の入場を、華やかに明るく盛り立てます。

- ベルガモット —— 1.4 mL
- イランイラン —— 0.5 mL
- ホーウッド —— 0.9 mL
- ユーカリ・グロブルス —— 0.2 mL

Recipe　和のおもてなし

落ち着きのある香りでお出迎え

落ち着いた雰囲気でお客さまをおもてなししたいときは、懐かしさを感じさせるヒノキに、サンダルウッドを加えれば、和室にも似合うなじみやすい香りに。洗練された印象をもつジュニパーベリーやホーウッドをプラスすれば和の印象になりすぎず、モダンさが引き立ちます。

- ヒノキ —— 2.2 mL
- サンダルウッド —— 0.2 mL
- ジュニパーベリー —— 0.2 mL
- ホーウッド —— 0.4 mL

シーン×目的別 ブレンドオイルレシピ

日常生活を彩る香り

毎日の生活シーンに気軽に香りを取り入れて、生活空間を彩りましょう。それぞれの目的に合わせた香りが、あるときは優しく、あるときは爽やかにあなたの日常生活を応援します。

空気をキレイに①

森林浴をしているような爽やかさ

食べ物やさまざまなにおいが集まりやすいリビングやダイニングは、爽やかに気持ちよくしたいもの。清々しいホワイトサイプレスに透明感のあるユーカリ・グロブルスを加えて、シャープな印象のパインをアクセントに。スーッと広がる香りは、消臭作用も期待できます。

ホワイトサイプレス ─── 1.3 mL
ユーカリ・グロブルス ─── 0.8 mL
パイン ─── 0.9 mL

空気をキレイに②

つらい風邪や花粉症対策に

風邪やインフルエンザ、花粉症が流行する季節には、香りの機能性に注目して免疫力をアップ。抗菌・抗ウイルス作用の高いユーカリやティートリーに、爽やかなペパーミントをブレンドして空気を清浄すれば、呼吸も楽に。寝室やオフィスなど場所を選ばずに使えます。

ユーカリ・ラディアータ ─── 0.9 mL
ユーカリ・グロブルス ─── 1.3 mL
ペパーミント ─── 0.4 mL
ティートリー ─── 0.2 mL
ラベンダー ─── 0.2 mL

ほっとゆっくりしたい

ストレスを鎮めたい夜に

1日の終わりには、リビングや寝室で心地よい香りに包まれてゆったりと過ごしましょう。くつろぎを与えるホーウッドに、高いリラックス機能をもつラベンダーやベルガモットを加えたバランスのよい穏やかな香りで、ストレスを軽減して、ほっと過ごす夜のひとときを。

ホーウッド ─── 1.4 mL
ラベンダー ─── 0.8 mL
ベルガモット ─── 0.8 mL

リフレッシュしたい

目覚めやすっきりしたいときに

気持ちよく1日をスタートするには、すっきりした目覚めは欠かせません。レモン、ペパーミント、グレープフルーツの誰にでも親しみやすい3種類のブレンドは爽やかな朝にぴったり。気分を切り替えてリフレッシュしたいときにも使いやすい香りです。

レモン ─── 1.6 mL
ペパーミント ─── 0.9 mL
グレープフルーツ ─── 0.5 mL

Recipe 美しくなりたい

ゴージャスな香りがつくり出す"美"

休日の午後やナイトタイムに、香りで幸福感をプラス。ホルモンバランスを整えてくれるイランイランの甘く濃厚な香りに、高揚感をもたらすローズ・アブソリュートを加えてゴージャスなブレンドに。女性らしいエレガント、ロマンティックな空間によく似合います。

- イランイラン ── 1.5 mL
- ローズ・アブソリュート ── 3滴
- オレンジ・スイート ── 1.5 mL

Recipe 集中力を高めたい

ワーキングタイムの効率アップに

仕事や勉強の効率アップには、脳の活性を促し、集中力や記憶力を高めましょう。こんなとき、ローズマリーとペパーミントのハーバルミントの香りにユーカリ・グロブルスの軽やかな広がりを加えて。シャキッとする香りで眠気防止や運転中にも最適です。

- ローズマリー ── 1.6 mL
- ペパーミント ── 0.9 mL
- ユーカリ・グロブルス ── 0.5 mL

Recipe エクササイズに

集中&デトックス

ヨガやストレッチなどのエクササイズに取り入れたいのが、脂肪の燃焼を促すといわれる爽やかなグレープフルーツ。ジュニパーベリーを加えてデトックス作用を高め、香り全体もおしゃれに。若々しく親しみやすい香りで、自宅だけでなくジムでも取り入れられそう。

- グレープフルーツ ── 2 mL
- ジュニパーベリー ── 0.5 mL
- ユーカリ・ラディアータ ── 0.5 mL

Recipe ぐっすり眠りたい

穏やかな気持ちでおやすみなさい

ぐっすり眠りたい夜には、優しく穏やかな香りで寝室を満たしましょう。鎮静、安眠作用の高い3種類の組み合わせは、深いリラックスへと誘うプレミアムブレンド。眠りの質を高め、日中の疲れをリセットさせることで、翌朝の心地よい目覚めをサポートします。

- ラベンダー ── 1.8 mL
- マジョラム・スイート ── 0.9 mL
- カモミール・ローマン ── 0.3 mL

Column 6　　　　　　　　　　　　　Explanation

パーソナル空間とパブリック空間の違い

誰からも愛される香りで空間の特性を生かした演出を

　個人や家族が過ごすパーソナルな空間と、さまざまな人が利用するパブリックな空間。この両者の最も大きな違いは、パーソナルな空間は利用する人が限られるのに対して、パブリックな空間は不特定多数の人が利用することです。本書では、主にパーソナル空間での香り演出について学んできましたが、最後にパブリック空間の演出についても少し触れておきましょう。

　住空間においても、リビングやダイニングのように、家族やお客さまなど複数の人が集うパブリック傾向のある空間では、好みが分かれる個性的な香りよりも万人受けする香りのほうが適しているということは、すでにLesson 3で学んだ通りです。

　一方で、公共性が高い駅や商業施設などのパブリック空間においては、利用者の対象が大幅に広がるため、よりいっそう嗜好性を低くすることが求められます。

　加えてパブリック空間の場合、施設側が香りを利用してどのような空間をつくりたいのかをよく理解した上で、施設が求めるコンセプトを考慮した演出をすることも大切です。パブリック空間の香り演出とひと口にいっても、マーケティングやブランディングなど、さまざまな目的があるからです。

　例えば、若い女性をターゲットにしたファッションメーカーのブランディング戦略のケースを考えてみましょう。若々しくキュートなブランドイメージに合わせた華やかな雰囲気の店頭に、同じように華やかな香り演出が加わることで、ブランドイメージは視覚と嗅覚の両面で強化されます。そして、このブランドの商品の個性はより高まっていくのです。

　一般の方を対象としたマーケティング戦略の例としては、商業施設のフロアーの香り演出が挙げられます。お客さまにとってエスカレーター付近や通路、休憩スペースなどをただ通過したり、立ち寄るだけの場所ではなく、印象的な空間にしようと空間設計に力を入れる傾向が強まっています。香りによる感性へのアプローチによって、利用者はその施設に対してより特別な感情を抱くようになり、付加価値が増します。結果的に、商業施設の集客の向上にもつながるのです。

　先に述べたように、パブリック空間に使う香りは、誰もが心地よく感じるように、嗜好性が低いことが大前提です。とはいえ、ブランディングやマーケティングを目的とした演出の場合は、同時にオリジナリティーや個性も重要になります。そこで、オレンジ・スイートやグレープフルーツといった、親しみやすいシトラスの香りを用いながらも、個性が主張できる特徴的な香りをブレンドするなど、トータルで好感度の高い香りづくりが求められるのです。

　アロマ空間デザイン検定は、主にパーソナル空間を対象にした検定です。パブリック空間の香り演出やブレンドに興味がある方は、さらに上位クラスのアロマ空間デザインスクールを受講されるとよいでしょう（スクールの詳しい案内は136ページに記載）。

巻末付録

アロマ空間デザイン検定について

アロマ空間デザイン検定試験の例題

アロマ空間デザイン検定の試験問題は、本テキストの内容から出題されます。本書を学んでアロマ空間デザインについて理解を深めたら、以下の例題を解いて試験対策に役立てましょう。

例題 1

エッセンシャルオイルとそのオイルがもつカラーイメージの組み合わせで、ふさわしくないものを選びなさい。

1. ジュニパーベリー ── 赤
2. マジョラム・スイート ── 緑
3. ペパーミント ── 青
4. イランイラン ── ピンク

例題 2

次のエッセンシャルオイルのうち、リナロールを多く含むオイルを選びなさい。

1. ラベンダー
2. ペパーミント
3. ローズマリー
4. ティートリー

例題 3

ピエゾ式ディフューザーの説明として正しいものを選びなさい。

1. 原液のエッセンシャルオイルを霧化させて香りを拡散させる
2. 熱電源を使うため、香りの広がりがよく拡散能力が高い
3. 作動音が静かで、寝室などでも使いやすい
4. 圧縮空気により、香りを広範囲に均一に広げられる

例題 4

エッセンシャルオイルの成分が心身へ届くルートの中で芳香浴において最も重要なものを選びなさい。

1. 皮膚から血液へ
2. 呼吸器から血液へ
3. 口から血液へ
4. 嗅覚器から脳へ

例題 5

次の説明でふさわしくないものを選びなさい。

1. 寝室には、副交感神経の働きを高めるリラックス作用のある香りが適する
2. 書斎には、集中力を高めるプチグレンなどの香りが適する
3. パウダールームは、清潔感のあるすっきりとした印象の香りが適する
4. 玄関は消臭や抗菌が求められるため、ペパーミントやユーカリを選ぶと良い

例題 6

右のインテリアイメージに合う
エッセンシャルオイルを選びなさい。

1. イランイラン
2. ユーカリ・ラディアータ
3. ヒノキ
4. サンダルウッド

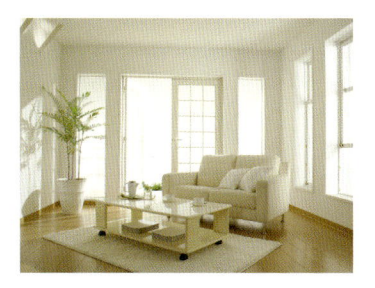

例題 7

ゼラニウムについての説明としてふさわしいものを選びなさい。

1. ポップなインテリアに合う
2. フウロソウ科に属する
3. 抽出部位は花である
4. 夏の季節に適する

例題 8

アロマ空間デザインの定義として、次の文章の(　　　)内に適切な言葉の組み合わせを選びなさい。

天然の植物から抽出されたエッセンシャルオイルの(　　　)を最大限に引き出し、心や体、環境への効果に配慮しながら、(　　　)に合わせた質の高い香り空間をデザインすること

1. 機能性－イメージやスタイル
2. 機能性－嗜好性
3. デザイン性－イメージやスタイル
4. デザイン性－嗜好性

例題 9

香りの印象が最も強いエッセンシャルオイルを選びなさい。

1 ベルガモット
2 ローズ・アブソリュート
3 オレンジ・スイート
4 レモングラス

例題 10

冬の季節を彩る香りとして、
最もふさわしいエッセンシャルオイルを選びなさい。

1 ペパーミント
2 ローズマリー
3 ホーウッド
4 グレープフルーツ

例題 11

アロマ空間デザインの提供価値について、
次の説明の中から適切でないものを選びなさい。

1 一般的にフィットネスクラブの香り演出においては、機能性よりもデザイン性が重視される
2 ブランディングへの活用には、デザイン性の高い演出が求められる
3 近年では駅や交通機関などの公共スペースで採用されるケースも増えている
4 消臭や抗菌など、空間が抱える課題が大きいほど、機能性が求められる

例題 12

エッセンシャルオイルをブレンドをするメリットについて、
次の説明の中から適切でないものを選びなさい。

1 相乗効果で香りの機能性が高まる
2 独特のハーモニーが生まれ深みがでる
3 嗜好性が低くなり、万人に受け入れられやすくなる
4 使用する香りの種類が多いほど、香りの印象が強くなる

解答と解説

例題1 | **1** | ジュニパーベリーは青系のカラーイメージをもちます。

例題2 | **1**

例題3 | **3** | ピエゾ式ディフューザーは、ピエゾ素子の振動によりオイルを霧化させて香りを拡散させます。拡散能力が高く、作動音がしないのがメリットです。

例題4 | **4** | 鼻から香り成分を取り込み、直接脳に働きかけるルートは、アロマ空間デザインにおいて非常に重視しています。

例題5 | **2** | 書斎には、集中力を高めるローズマリーやペパーミントなどの香りが適しています。

例題6 | **2** | ナチュラルなインテリアスタイルにふさわしい香りを選びます。

例題7 | **2**

例題8 | **1**

例題9 | **4** | 香りの印象の強さは、レモングラス→ローズ・アブソリュート→ベルガモット→オレンジ・スイートの順になります。

例題10 | **3** | その他の選択肢は夏に適した香りです。

例題11 | **1** | フィットネスクラブの香り演出においては、デザイン性より機能性が重視されます。

例題12 | **4** | 香りの印象の強さは使用するエッセンシャルオイルの種類(数)ではなく、それぞれのオイルがもつ香りの印象の強弱によって決まります。

アロマ空間デザイン検定

　アロマセラピーと空間デザインを融合し、香りで空間をデザインする「アロマ空間デザイン」は、空間がもつニーズやイメージに合わせ、天然の香りで空間を彩る新しいアロマのかたちです。「アロマ空間デザイン検定」は、アロマ空間デザインを学ぶための初めの一歩として、香りで生活空間を心地よく彩り、楽しむことをコンセプトにしています。

アロマ空間デザイン検定とは？

「アロマ空間デザイン検定」は、空間をデザインするためのアロマの基礎知識を学び、毎日の生活空間に香りを取り入れ、より豊かな毎日を過ごしていただくための検定です。いい香りに包まれた心地よい空間をつくるために役立つ24種類のエッセンシャルオイルの特徴や、さまざまなシーンでの香りの選び方、取り入れ方を学ぶことができます。

こんな方におすすめ

「アロマ空間デザイン検定」は、こんな方におすすめです。

- 空間におけるアロマの考え方に興味がある方
- インテリアやカラーなど空間要素を学ばれている方
- 香りを取り入れ、ワンランクアップした生活を送りたい方

「アロマ空間デザイン検定」概要

名称	アロマ空間デザイン検定
主催	アットアロマ株式会社
申込み	随時
受験料	5,500円(税込)　＊アロマ空間アドバイザー資格認定料込み
試験方式	インターネット試験方式(PC・スマホ・タブレット)
出題範囲	『アロマ空間デザイン検定 公式テキスト』より出題
申し込み方法	受験要項、申し込み方法については、アットアロマ株式会社のホームページ(https://www.at-aroma.com)をご覧ください。

アロマ空間デザインに関する資格

アロマ空間アドバイザーについて

「アロマ空間デザイン検定」では、ご自身の生活空間やプライベート空間における香りの空間演出を学びます。検定試験合格後、ご希望の方は登録制の「アロマ空間アドバイザー」を取得することができます。※登録申請書類の提出および資格登録料が必要です。

> **アロマ空間アドバイザー**
>
> 生活空間の特性や目的に合わせて、ふさわしい香りを選択し演出するスキルを認定する資格です。

プロフェッショナルな資格について

さらに深くアロマ空間デザインを学びたい方には、よりプロフェッショナルな資格として、パブリック空間における香りの空間演出を学び、実践的なスキルをもつ資格を設けています。資格を取得した方々は、さまざまな業界でその知識を生かし、香りに関する活動を行っています。アットアロマ株式会社認定の下記の資格は、アットアロマ株式会社のアロマ空間デザインスクールで取得することができます。

> **アロマ空間コーディネーター**
>
> パブリック空間に合った香りをコーディネートする。
> さまざまな人が集まるパブリック空間のニーズやイメージに合わせた香りを選定し、コーディネートするスキルを認定する資格です。

> **アロマ空間デザイナー**
>
> パブリック空間を演出するための香りをデザインする。
> パブリック空間を演出するための香りをオリジナルでブレンドするスキルと、香りの提案から、空間演出までを行うトータルなスキルを認定する資格です。

アロマ空間デザインスクール

　アットアロマ株式会社では、これまで世界中のさまざまな施設に、アロマ空間デザインを導入してきました。そこで培われてきた経験やノウハウをもとに、アロマ空間デザインの分野におけるプロフェッショナルな人材を養成するためのスクール事業を行っています。

アロマ空間デザインスクールで学べること

　「アロマ空間デザインスクール」では、アロマ空間デザインにおいて必要となる知識やノウハウを、実際に現場で活躍する香りの専門家である講師陣から学ぶことができます。資格の取得を目的とした内容ではなく、多角的にアロマを学び、実践的なスキルを身につけていただくためのスクールです。

受講の流れ

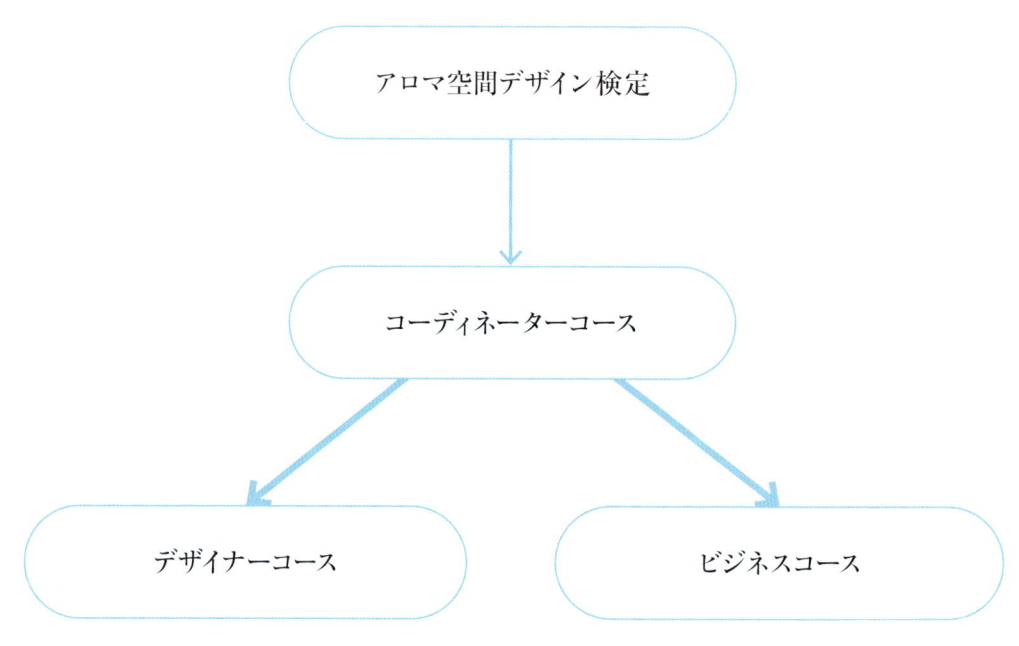

```
アロマ空間デザイン検定
         ↓
　コーディネーターコース
     ↙        ↘
デザイナーコース   ビジネスコース
```

※コーディネーターコース、デザイナーコース、ビジネスコースは、「アロマ空間デザイン検定」を受験していなくても受講可能です。

コース概要

「アロマ空間デザインスクール」には、「コーディネーターコース」「デザイナーコース」「ビジネスコース」の3つのコースがあります。

コーディネーターコース	受講時間	全20時間
	取得可能資格	アットアロマ認定「アロマ空間コーディネーター」
	受講条件	なし
デザイナーコース	受講時間	全22時間
	取得可能資格	アットアロマ認定「アロマ空間デザイナー」
	受講条件	アロマ空間コーディネーター有資格者
ビジネスコース	受講時間	全10時間
	取得可能資格	なし
	受講条件	アロマ空間コーディネーター有資格者

クラスについて

一人ひとりの理解を深めることを目的に、クラスは少人数制を採用しています。

学習対象が「香り」という目に見えないものであるため、講師による一方的な講義ではなく、感覚的な理解を深めるためのディスカッションも積極的に行いながら進めていきます。

また、各コースの卒業生を対象とし、より高度な技術と知識を学ぶことができるアドバンスコースも定期的に開催しています。実際にアロマ空間を演出する実習や、ブレンド技術のスキルアップの学習など、卒業後も学んだスキルを維持、向上するためのクラスを実施しています。

スクールに関するお問い合わせ

アットアロマ　アロマ空間デザインスクール
東京 / 大阪 / 福岡 / WEB　TEL：03-6453-4234
※詳細はアットアロマ株式会社のホームページ（https://www.at-aroma.com/school）をご覧ください。

本書および、アロマ空間デザイン検定に関する
お問い合わせは下記にお寄せください。

アットアロマ株式会社

〒154-0024
東京都世田谷区三軒茶屋2-11-23
サンタワーズB棟4階
TEL：03-6453-4231
URL：https://www.at-aroma.com/

協力店リスト(五十音順)
生活の木　　http://www.treeoflife.co.jp/
無印良品　　http://www.muji.com/

アロマ空間デザイン検定 公式テキスト

2016年 4月 4日 初 版第1刷発行
2021年11月 2日 第3版第1刷発行

監修　アットアロマ株式会社

発行者　寺山正一

発行　日経BPコンサルティング

発売　日経BPマーケティング
〒105-8308　東京都港区虎ノ門4-3-2

取材・文	宇治有美子
編集協力	武石紗和子
イラスト	笹沼真人
アートディレクション	犬飼健二
撮影	小林勝彦（カバー）
	菊池くらげ（p.116～120）
デザイン	糸川あゆみ（犬飼デザインサイト）
写真	アマナイメージズ
DTP	クニメディア
印刷・製本	図書印刷

©AT-AROMA.Co.,Ltd. 2016 Printed in Japan
ISBN 978-4-86443-091-3

本書の無断複写・複製（コピー等）は著作権法上の例外を除き、禁じられています。
購入者以外の第三者による電子データ化及び電子書籍化は、私的使用を含め一切認められていません。
本書に関するお問い合わせ、ご連絡は下記にて承ります。
http://nkbp.jp/booksQA